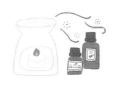
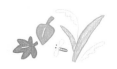

Let's enjoy KAMPO
理由がわかれば
もっと整う！

漢方生活を楽しむ教科書

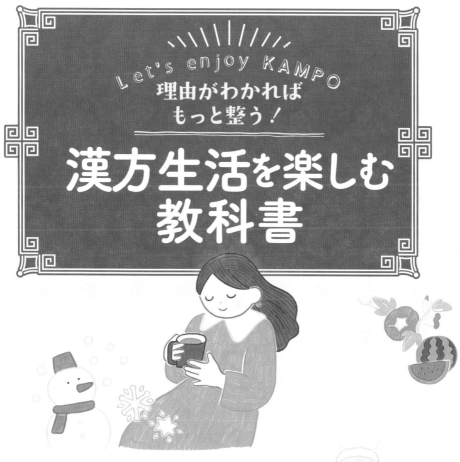

櫻井大典
［監修］

ナツメ社

はじめに

こんにちは。漢方家の櫻井大典です。
まず、この本をお手にとっていただき、
ありがとうございます。
私の家は三代続く漢方家なので、漢方が身近にあって、
この存在に疑問を抱くことはなかったのですが、
さまざまな方から「漢方は難しい」というご意見を
いただくことがございます。たしかに、
「気・血・水」や、「陰陽五行」などの言葉は
ふだん使わないものですので、ちょっととっつきにくい
イメージはありますね。

では、たとえば火が燃えているとします。
この火を消すとき、何をするのがいちばん効果的でしょうか?
答えは明らかですね、「水をかけること」です。
水をかけると火は勢いを失い、そして消えていきます。
実はこの"当たり前のこと"が漢方の土台となっている
「陰陽五行」という理論なんです。

陰陽五行の理論では、火が強すぎれば
水を増やして抑制します。
この過剰な火が起こす症状は、のぼせやイライラです。

なので、のぼせやイライラが強い人は、
体内に火をコントロールするだけの水が足りていないと考え、
体内の水を増やして鎮静する「滋陰清熱」という方法で
そのアンバランスを整えるのです。
こういう"当たり前"の自然現象を人に当てはめ、
病気を体内のアンバランスとして捉えて、
治療の手がかりとしているのが漢方です。

漢方は自然の動きや働きを人体に当てはめて、
起きている不調和を整えることで症状を
改善しようとする医学なんです。

冷えや疲労などなど、現代医学がとりこぼしている
疾患や不調、じつはたくさんあります。
検査で異常が見つからなくても、不調や症状は存在します。
そんなとき、きっと漢方がひとつの助けになってくれることでしょう。
この本では、その入り口を解説しています。
ぜひ、参考になさってください。
そして、困ったときには僕たち漢方の専門家を頼ってみてくださいね。

櫻井大典

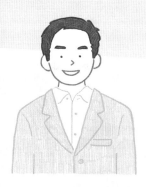

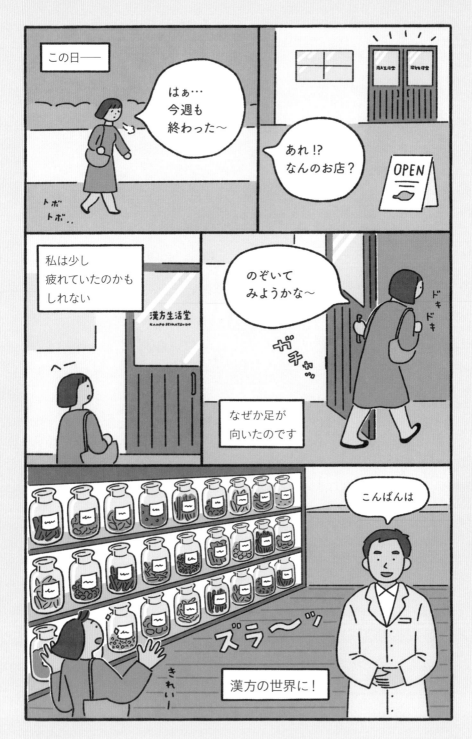

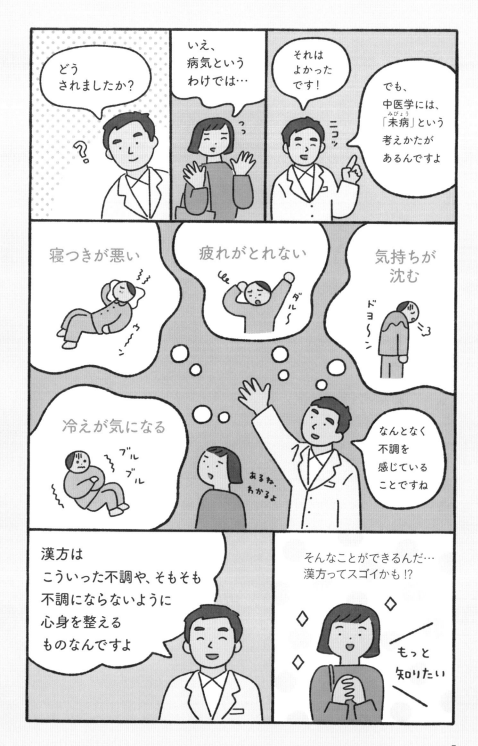

漢方生活に親しむ 3 ステップ

養生から始める

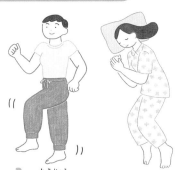

STEP 1 養生の基本を知る

病気になる前に生活習慣を整えて予防することが養生。
すぐに始められることばかりです。

→第3章（P83）へ

体調を
整えたい！

あなたは
どちら？

漢方の
ことをよく
知りたい！

知識から入る

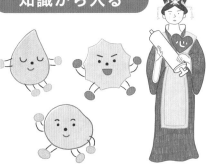

STEP 1 漢方の基礎知識を学ぶ

漢方ってどんなもの？　根底にある考えかたを知ると、
ぐっと親しみやすくなります。

→第1章（P13）へ

漢方をとり入れる方法に決まりはありませんが、おすすめのステップは次の2つ。
さて、あなたはどちらから始めますか？

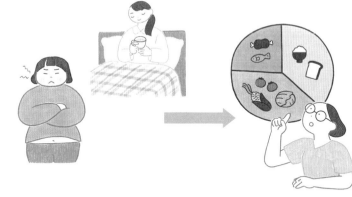

Next!
基礎知識を学ぼう！
→第1章（P13）、
　第2章（P47）、
　第6章（P211）へ

STEP 2 症状ごとの養生法を知る

病気ではないけれど、気になる不調が続いている…。
そんなときこそ養生が味方になります。

→第4章（P135）へ

STEP 3 食養生を知る

日々食べるものは体に大きな影響を与えます。
季節や症状にあわせて選びましょう。

→第5章（P179）へ

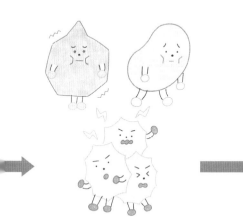

Next!
具体的な養生法
を知ろう！
→第3章（P83）、
　第4章（P135）、
　第5章（P179）へ

STEP 2 体質や体のサインを知る

漢方独自の体質の考えかたとは？　自分の体のことを
知って、健康維持に役立てましょう。

→第2章（P47）へ

STEP 3 漢方薬について知る

漢方薬ってどんなもの？　効果的に使うために、
漢方薬のいろはを知っておきましょう。

→第6章（P211）へ

CONTENTS

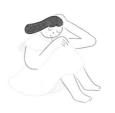

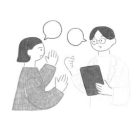

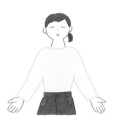

135　第4章
症状別・悩み別　養生法

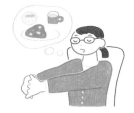

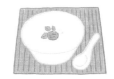

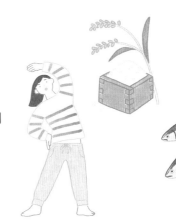

【　参考文献　】

『ミドリ薬品漢方堂のまいにち漢方　体と心をいたわる365のコツ』櫻井大典（ナツメ社）

『ミドリ薬品漢方堂のまいにち漢方食材帖』櫻井大典（ナツメ社）

『櫻井大典先生のゆるゆる漢方生活　ーこころとからだに効く！ー』櫻井大典（ワニブックス）

『ゆるっと養生』櫻井大典監修（宝島社）

『ねこ先生トト・ノエルに教わる　ゆるゆる健康法』櫻井大典監修（KADOKAWA）

『中医学ってなんだろう　①人間のしくみ』小金井信宏（東洋学術出版社）

『図説　東洋医学〈基礎編〉』山田光胤、代田文彦（学習研究社）

『顔をみて病気をチェックする本』猪越恭也（PHP研究所）

『マンガでわかる東洋医学の教科書』三浦於菟監修（ナツメ社）

『ココロとカラダの不調を改善する　やさしい東洋医学』伊藤隆、木村容子、蛯子慶三監修（ナツメ社）

『図解　世界一やさしい東洋医学』頼建守（エクスナレッジ）

『最新版カラダを考える東洋医学』伊藤剛（朝日新聞出版）

『やさしくわかる東洋医学』根本幸夫（かんき出版）

第**1**章

漢方の
基礎知識

なんとなく難しく感じる漢方の世界。
ひとつひとつ、やさしく、わかりやすく解説します。

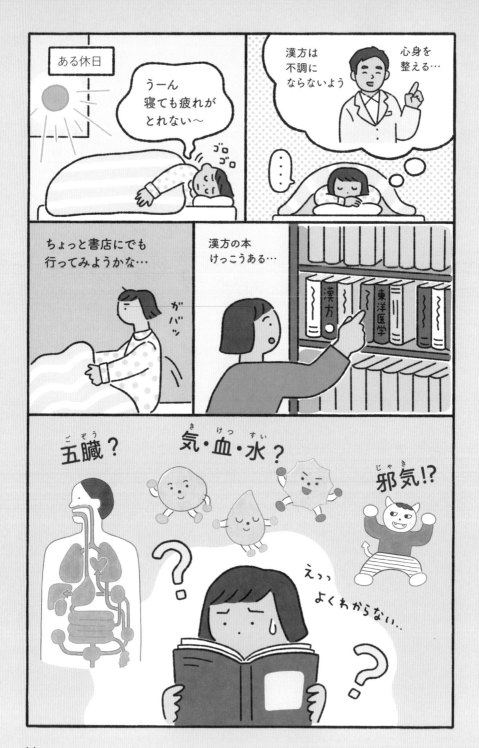

14

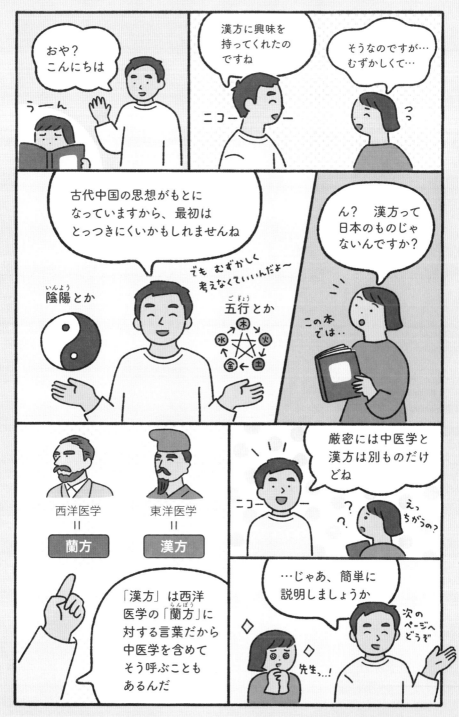

まずは、ざっくり知ろう！
漢方・中医学ってどんなもの？

難しい理論はさておき、まずは漢方・中医学の考えかたを
ざっくり知っておくと親しみやすくなりますよ。

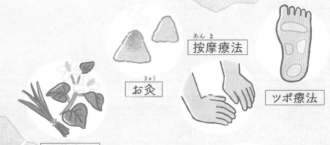

按摩療法

お灸

ツボ療法

薬草療法

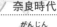
鍼治療

伝統医療が体系化

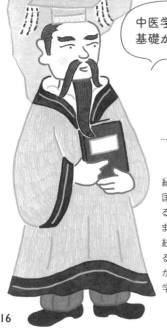

中医学の
基礎ができたぞ

奈良時代
鑑真

奈良時代、仏教とともにいくつかの生薬を日本に持ち込んだのが鑑真だといわれます。鑑真は、日本にあった生薬の鑑定や使いかたも指導して伝えました。

前漢時代
黄帝

紀元前202年ごろ、中国最古の医学書といわれる『黄帝内経』が編纂されました。神話上、中国を統治した最初の帝とされる黄帝の問答形式で書かれており、中国伝統医学の根幹をなします。

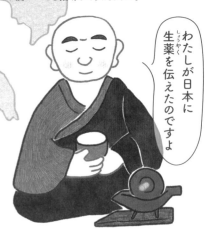

わたしが日本に生薬を伝えたのですよ

（漢方）って　中国生まれ日本育ちの医学です

　本書では一般的にわかりやすいよう、中医学のことを漢方と呼びます。しかし、厳密には中医学と漢方は別のもの。古代中国では、各地で発展した伝統医療が紀元前400年ごろに体系化され、「中医学（中国伝統医学）」として発展。それが2〜3世紀ごろ日本に伝わり、それ以降に日本で独自に発展した生薬医学が「漢方」。中医学もその後、中国で大きく発展を遂げたので、中医学と漢方とは別のものなのです。

（中医学）って　たくさんの学説の集まりです

　中医学はその長い歴史のなかでさまざまな流派や学説が生まれ、効果のあるものだけが残ってきました。いわば、たくさんの学説の集まりです。だから、実は理屈が通らなかったり矛盾するところも多々あります。全部を理解しようとせず、「こういう考えもある」と、まずは受け入れることが大切です。

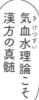

漢方といったら鍼灸じゃ

平安時代

丹波康頼（たんばやすより）

平安時代、鍼博士の丹波康頼は、日本最古の医学書『医心方』（いしんほう）を編纂。中医学の模倣から、日本の気候や風土が反映された独自の医療へ。

江戸時代

吉益南涯（よしますなんがい）

江戸時代中期の医家・吉益南涯は、「気血水理論」（きけっすい）という考えを提唱。これが現在の漢方の考えかたの基礎となっています。

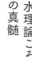

気血水理論こそ漢方の真髄

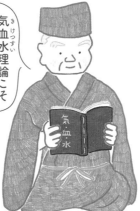

何はともあれ養生しなされ

江戸時代

貝原益軒（かいばらえきけん）

江戸時代の本草学者、儒学者。中国の養生法をベースに自ら実践した養生法（ようじょうほう）をまとめ、『養生訓』（ようじょうくん）を出版。江戸時代のベストセラーとなりました。

って
「人間とは何か」を
解き明かそうとした、
壮大な医学です

西洋医学が自然科学に裏づけされた医学なら、中医学は自然哲学に裏づけされた医学。古代中国の先人たちは、自然現象を観察し、自然の法則、世界のしくみを見出しました。それが陰陽説や五行説という思想です。では、そのなかで人間はどんなしくみで存在し、関わっているのでしょうか。中医学はそれをいろいろな説で説明しようとした、実に壮大な医学なのです。

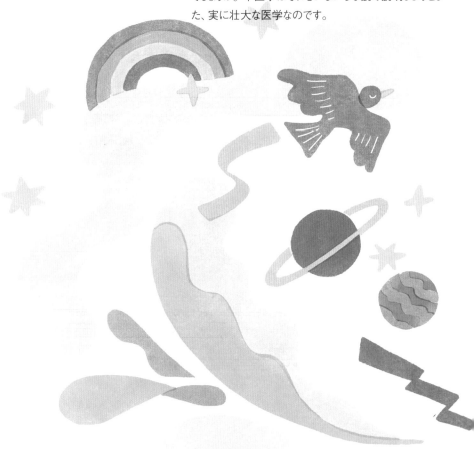

って
体質や環境によって
治療が異なる、
オーダーメイド医療です

人間も宇宙のしくみの一部ととらえる中医学。不調や病気も、体の中だけで起こっていることではなく、あらゆるものに影響を受け、またあらゆることが関係していると考えます。自然環境はもちろん、その人が持つ習慣や心の中まで。だから、同じ症状でも、ひとりひとり対処法が違ってくるのです。

って
症状があれば
対処法があります

さまざまな科学的見地により、体の変異部分を特定して治療していくのが西洋医学。だから、原因が特定されない慢性疲労などは治療対象にはなりません。ところが中医学は、体調不良はさまざまなバランスの崩れから起きると考えます。ですから、症状や患者の生活習慣などからバランスの崩れを推測し、整えていく治療ができるのです。

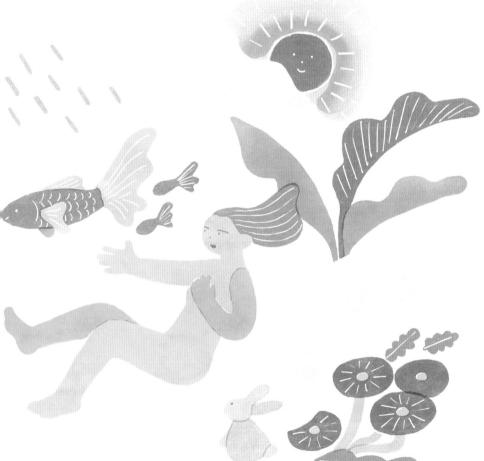

中医学って
病気を治すのではなく、
病気にならないように
する医療

自然と調和し、順応して生きることが人の自然体であると考える中医学。つきつめて考えると、中医学の目的は病気を治すことではなく、病気にならないようにすることです。まだ病気になる前の「未病」の段階で、自分で体のバランスを整え、病気にならない体づくりをすることに漢方を役立ててください。

もっと知りたい
漢方・中医学ワールド

時代を超え、先人たちの知恵を伝えてくれている漢方・中医学。
でも、時代を超えてしまっているがゆえになじみにくく、難しく感じます。
その恩恵を存分に受けるためにも、当時の世界観をちょっと覗いてみましょう。

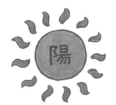

STEP 1

古代中国の
世界観を知ろう

古代中国の人々が考えた「世界の
しくみ」とは、どんなものだったので
しょうか？ 大きく分けて、陰陽説と
五行説（ごぎょうせつ）の2つの思想があります。
この2つの世界観の上に中医学は
つくられているのです。

いんようせつ
陰陽説 →P22

ごぎょうせつ
五行説 →P24

STEP 2

中医学的
体のしくみを
知ろう

西洋医学では「体」といえば、解剖
学的な臓器の集まりと捉えますが、
中医学では機能や関係性、精神
の関わりまで含めた総合的な捉え
かたをしています。体を動かすもの
き けつ すい ぞう ふ ごぞうろっぷ
（気・血・水）と臓腑（五臓六腑）が
あってはじめて体は機能すると考え
るのです。

き けつ すい
気・血・水 →P26

ごぞうろっぷ
五臓六腑 →P30

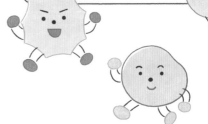

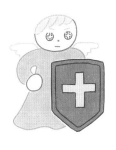
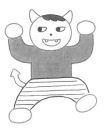

STEP 4

体への
アプローチを
知ろう

実際に病気になったとき、中医学
ではどのように病気を見極めるので
しょうか。また、体のバランスの整え
かた、養生という考えかたについて
見ていきましょう。

・・・・・・・・・・・・・・・・・・・・・・・・・・・・・

病気の状態を見極める →P42

養生 →P44

STEP 3

〈 中医学的 〉
病気の考えかた
を知ろう

体のしくみの捉えかたが違えば、当
然、病気の捉えかたも異なります。
病気はバランスの崩れからくるもの。
そのバランスを「正気」と「邪気」で
あらわし、バランスが崩れる原因を3
つにまとめました。

・・・・・・・・・・・・・・・・・・・・・・・・・・・・・

正気と邪気 →P38

外因・内因・不内外因 →P40

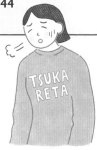

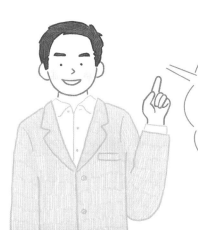

中医学は"科学的な事実"とは
異なるけれど、違う観点から
人体の本質をわかりやすく
説明しているんだ

陰陽説
いんようせつ

陰陽説とは古代中国で発展した思想のひとつ。中医学の
理論体系の基礎となっている哲学です。

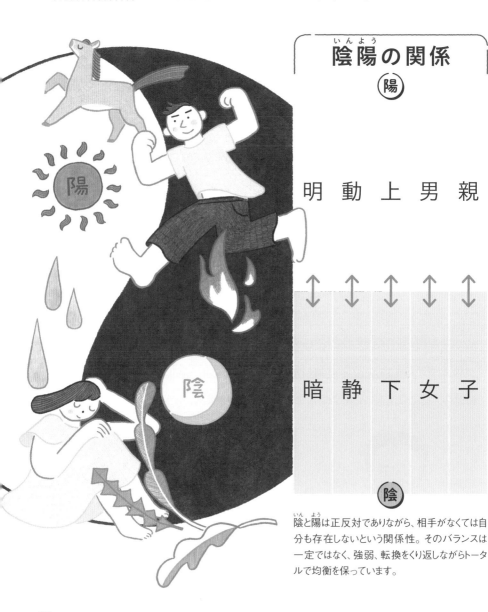

陰陽の関係
いんよう

（陽）

明	動	上	男	親
↕	↕	↕	↕	↕
暗	静	下	女	子

（陰）

陰と陽は正反対でありながら、相手がなくては自
分も存在しないという関係性。そのバランスは
一定ではなく、強弱、転換をくり返しながらトータ
ルで均衡を保っています。

　陰陽説は、この世のすべてを「陰」と「陽」に分けた理論です。「原初、混沌の中から光に満ちた明るい気が生まれ、それが上昇して天となり、暗黒の気が地となった」という思想に基づき、明るく温かい性質のものを陽、暗く冷たい性質のものを陰としています。この相反する2つの気がバランスをとりながら世界は成り立つ、と考えられました。

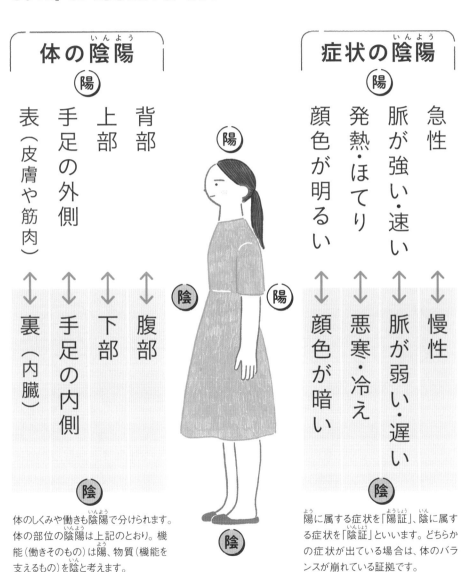

体の陰陽

（陽）

表（皮膚や筋肉）　上部　背部

手足の外側

↕

裏（内臓）　下部　腹部

手足の内側

（陰）

体のしくみや働きも陰陽で分けられます。体の部位の陰陽は上記のとおり。機能（働きそのもの）は陽、物質（機能を支えるもの）を陰と考えます。

症状の陰陽

（陽）

顔色が明るい　発熱・ほてり　脈が強い・速い　急性

↕

顔色が暗い　悪寒・冷え　脈が弱い・遅い　慢性

（陰）

陽に属する症状を「陽証」、陰に属する症状を「陰証」といいます。どちらかの症状が出ている場合は、体のバランスが崩れている証拠です。

五行説

陰陽説より後の時代に広まった思想。陰陽説とあわせて、
中医学の根本的な考えかたとしてとり入れられました。

　五行説では、世界は5つのもの（木・火・土・金・水）からできていて、相生、相剋の関係で成り立っているという考えかたをします。

　相生とは、生み出す、または力を与える関係。相剋はその逆で、相手を抑制する関係をいいます。この2つの関係がバランスをとることで世界はうまくまわっている、と考えられました。

　下図を見るとわかるように、世界のあらゆることは互いに影響しあい、循環しているという思想です。

五行の関係

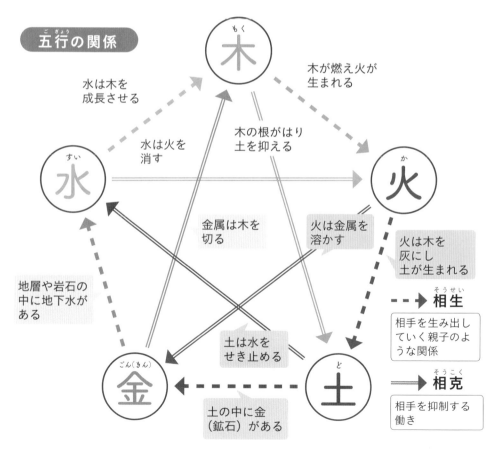

木が燃え火が
生まれる

水は木を
成長させる

水は火を
消す

木の根がはり
土を抑える

金属は木を
切る

火は金属を
溶かす

火は木を
灰にし
土が生まれる

地層や岩石の
中に地下水が
ある

土は水を
せき止める

‐‐‐▶ 相生

相手を生み出していく親子のような関係

⟹ 相克

相手を抑制する
働き

土の中に金
（鉱石）がある

24

五行色体表（ごぎょうしきたいひょう）

世の中のあらゆるものを五行（ごぎょう）の特性に当てはめた！

分類	五行（ごぎょう）	木（もく）曲直（きょくちょく）植物が上・外に向かってぐんぐん伸びる性質。	火（か）炎上（えんじょう）温熱・上昇・飛躍する性質。	土（ど）稼穡（かしょく）種をまき収穫をもたらす。生成、発育する性質。	金（こん）従革（じゅうかく）金が鋳造され変化する様子から収斂（引き締め）、粛降（下降）する性質。	水（すい）潤下（じゅんげ）すべてをうるおし、下へ流れるもの。滋養、下降の性質。
	五行の特性					
自然	方位	東	南	中	西	北
	季節	春	夏	長夏（ちょうか）	秋	冬
	気候	風（ふう）	熱（ねつ）	湿（しつ）	燥（そう）	寒（かん）
体	五臓（ごぞう）	肝（かん）	心（しん）	脾（ひ）	肺（はい）	腎（じん）
	五腑（ごふ）	胆（たん）	小腸	胃	大腸	膀胱（ぼうこう）
	五主（ごしゅ）（五臓がつかさどる器官）	筋（きん）	脈（みゃく）	肌肉（きにく）	皮毛（ひもう）	骨（こつ）
	五官（ごかん）（五臓がつかさどる感覚器官）	目	舌	口	鼻	耳
	五華（ごか）（変調があらわれる場所）	爪	顔面	唇	体毛	髪
五臓変調時の症状	五色（ごしき）（変調したときの皮膚の色）	青	赤	黄	白	黒
	五志（ごし）（変調の原因）	怒	喜	思	悲・憂	恐（きょう）
	五動（ごどう）（変調時に多い行動）	握（筋の緊張）	憂	噦（しゃっくり）	咳	慄（りつ）（おびえ）
	五病（ごびょう）（変調時の動作）	語（話しすぎ）	噫（あい）（げっぷ）	呑（どん）（つばをのむ）	咳	欠（あくび）
	五味（ごみ）（変調時に好む味）	酸（さん）	苦（く）	甘（かん）	辛（しん）	鹹（かん）（塩辛い）
五臓を補う食物	五畜（ごちく）（五臓を補う肉類）	鶏	羊	牛	馬	豚
	五菜（ごさい）（五臓を補う野菜）	韮（にら）	薤（らっきょう）	葵	葱	藿（かく）（大豆の葉）
	五穀（ごこく）（五臓を補う穀類）	麦	黍（きび）	粟（あわ）	稲	豆

人の体は
気・血・水でできている

中医学においては、気・血・水が人の体を構成する
三大要素と考えられています。

中医学では手足や臓器はただの物質。それを動かすには、エネルギーである「気」、全身に栄養を届ける「血」、体をうるおす「水」が不可欠と考えます。つまり、物質（肉体や臓器）に栄養とエネルギーが与えられることで、人ははじめて生きることができるというのが中医学の考えかたなのです。

肉体や臓器に栄養を届けるのは血と水ですが、血と水が体内を巡るには気というエネルギーが必要。そして気も、血や水がなければ体内で働けません。気・血・水の3つは歯車のように関連しあい、生命活動を支えているのです。

気・血・水の関係

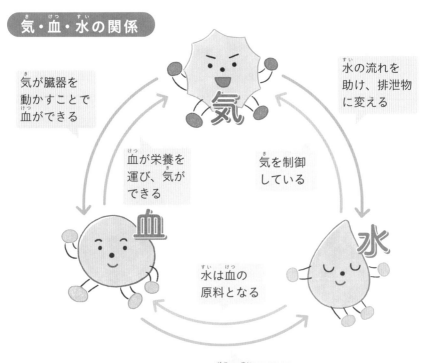

気が臓器を
動かすことで
血ができる

水の流れを
助け、排泄物
に変える

血が栄養を
運び、気が
できる

気を制御
している

水は血の
原料となる

血は水を補う

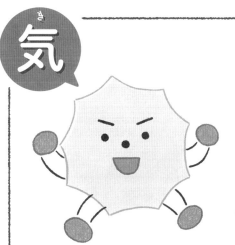

気

気は生命力そのものの エネルギー源

古代中国では「すべてのものは気からできている」という考えかたがありました。人の命の源も「気」。気＝生命力ということです。気には親から受け継ぎ、生まれたときから持っている「先天の気」と、飲食をすることでつくられる「後天の気」があり、年齢とともに減少していく先天の気を後天の気で補充していると考えます。

おもな働き

- 体を働かせる
- 体を温める
- 病気を防ぐ
- 血や水の流れをよくする

気はどうやってつくられる？

生まれたときから備わっている先天の気は腎に蓄えられていますが、後天の気は外から栄養をとり、体内で生み出されます。呼吸によって空気（天空の気）を、食事によって食物（地の気）を体内にとり入れ、肺や消化器官を通して気がつくられて腎に補充されていきます。

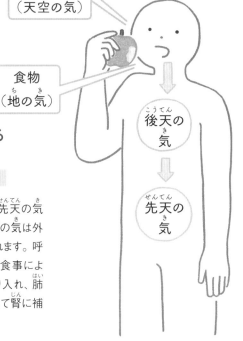

空気（天空の気）

食物（地の気）

後天の気

先天の気

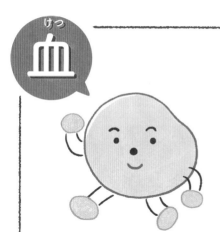

血_{けつ}

血_{けつ}は栄養を全身に届けます

　中医学でも血は血管（血脈_{けつみゃく}）を流れる液体を指しますが、西洋医学の血液とは少し意味が異なります。血は、食べものから得た気_きの一部が血脈に入り、栄養分と合わさって変化したものと考えられています。体のすみずみまで巡ることで、全身に栄養を届けているのです。

おもな働き

全身を循環し酸素や栄養を届ける

▼

臓器の機能活動を盛んにする

▼

精神的にも安定

血_{けつ}はどうやって巡る？

血_{けつ}は肝_{かん}に貯蔵されています。肝から心_{しん}へ行き、心のポンプ作用によって全身を循環。脾_ひがその動きを調整していると考えます。

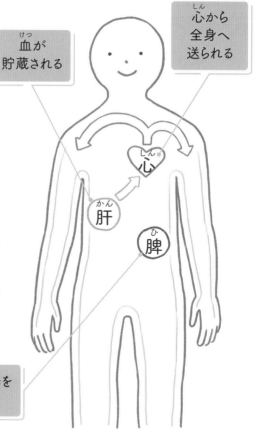

血_{けつ}が貯蔵される

心_{しん}から全身へ送られる

心_{しん}

肝_{かん}

脾_ひ

血_{けつ}の働きを統轄

水

水は体をうるおして守ります

　水とは、血以外の体内の正常な水分のこと。口から入った飲料の一部が小腸や大腸で吸収され水となり、濁った水は体外へ排出され、清い水だけが五臓の経脈に注がれ、全身へと運ばれるのです。皮膚や粘膜、臓器などをうるおし、また全身の水分バランスを調節します。

おもな働き

- 全身をうるおす
- 体内の水分バランスを調整する
- 血の原料となる

水は津と液に分かれる

津とは

体の表面（皮膚や筋肉、目、口、鼻、耳、性器など）に行きわたり、各部位の養分となるもの。

液とは

骨や臓腑、脳、髄などを満たし、うるおすもの。また、関節に行きわたり動きをスムーズにします。

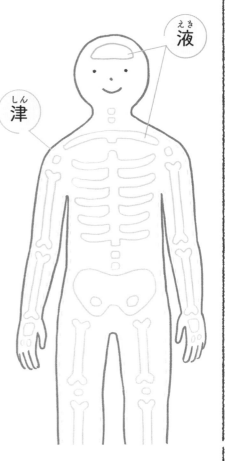

液

津

人の臓器は
五臓と六腑からなる！

中医学では内臓を「臓腑」といい、
その役割に応じて5つの臓と6つの腑に分けました。

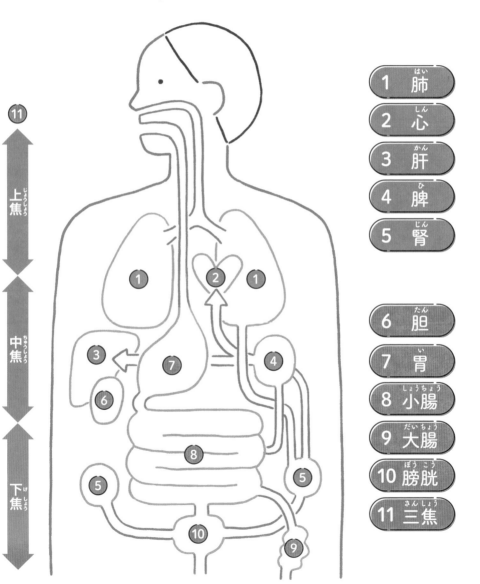

1 肺（はい）

2 心（しん）

3 肝（かん）

4 脾（ひ）

5 腎（じん）

6 胆（たん）

7 胃（い）

8 小腸（しょうちょう）

9 大腸（だいちょう）

10 膀胱（ぼうこう）

11 三焦（さんしょう）

上焦（じょうしょう）

中焦（ちゅうしょう）

下焦（げしょう）

人の体を構成するのが気・血・水なら、臓腑は気・血・水を生み出し、貯蔵し、体の中を通すもの。たとえるなら、気・血・水がガソリンで、臓腑はガソリンを生かして動くことができる車体といったところでしょうか。臓腑は西洋医学と同じような呼び名ですが、西洋医学でいう内臓とは意味あいが異なります。中医学では、肺、心、肝、脾、腎の5つを五臓とし、五臓が中心となり体を機能させていると考えます。六腑は気・血・水の通り道で五臓の補佐役という位置づけ。また五臓六腑以外の臓器は「奇恒の腑」といいます。

気・血・水の貯蔵をする
五臓

袋状で中身が詰まっている五臓は、生命活動に欠かせない気・血・水の生成、貯蔵を担当。五臓を中心に人の体は機能していると考えられています。

消化吸収、排泄を担当する
六腑

中が空洞で管状になっている六腑は、飲食物を通し、消化吸収、排出を担当する臓器。五臓の補佐的役割をすると考えられています。

五臓六腑以外の臓器は…
奇恒の腑

臓にも腑にも当てはまらない臓器、脳、髄、骨、脈、胆、女子胞のことをいいます。貯蔵の働きを持ちながら内部が空洞という、五臓と六腑の機能をあわせ持つ器官と考えられています。

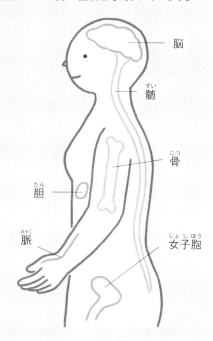

脳

髄

骨

胆

脈

女子胞

五臓を制する者が漢方を制す!?
五臓の役割を知ろう

　体の機能をつかさどる五臓。なぜ5つなのかといえば、「世界のあらゆるものは5つのものからできている」という五行説に当てはめて考えたから。とはいえ、体の機能が5つで収まるわけがありません。そこで、生命活動の最重要臓器を五臓とし、ほかの器官は五臓に付随すると考えました。五臓がしっかり働けばほかも働き、五臓が弱ればほかも弱まると、体のさまざまなことと結びつけて考えたのです。

　また、五臓どうしも五行説の相生、相克関係によって成り立ちます。お互いに助けあい、抑制しあいながらバランスが保たれ、活動を維持できるのです。

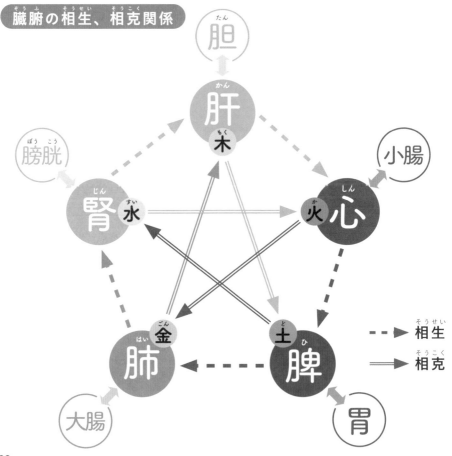

臓腑の相生、相克関係

---- ▶ 相生
══ ▶ 相克

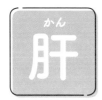

肝（かん）

**臓器きっての策略家
血を貯蔵し、気をコントロール**

肝の2大役割は、血の貯蔵と血量の調節、そして気を巡らせること。血と気は体内のあらゆる臓器、器官のエネルギー源です。その供給の采配を握る肝は、たとえるなら体を正常に保つ司令塔。エネルギーが巡れば頭も回るため、思考思索も肝がつかさどる領域です。通常は外敵から体を守るための策略を巡らし、キレッキレの指示を出す肝ですが、ストレスにはめっぽう弱いという繊細な面も。

DATA

補佐役
胆（たん）
胆汁を貯蔵。肝の指示で胆汁を分泌し、消化吸収を補佐。

統括器官
筋（きん）（筋肉・腱）
肝は筋とその運動すべての統治者。「筋のあまり」といわれる爪も、肝の状態を反映。

苦手なもの
風／怒（ふう）（ど）
強い風、強い怒りは肝を弱らせる。

MEMO
酸味が好き

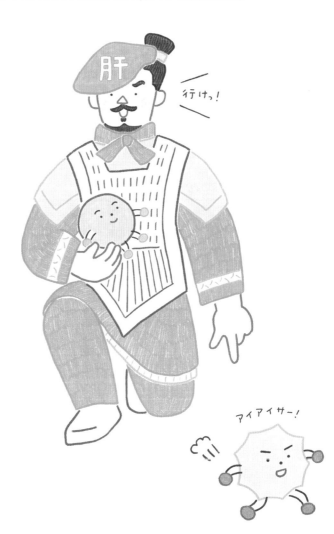

行けっ！

アイアイサー！

33

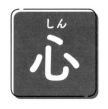

しん
心

感情をつかさどる君主
血を全身に送り出す

五臓の中心に位置し「君主の官」と呼ばれる心。肝から送られてきた血を、ポンプの作用で全身に循環させるのが仕事です。心が元気なら体のすみずみまで栄養が運ばれ、精神も安定します。そのため、心は「神」（すべての感情や精神）を蔵するともいわれ、心が弱るとさまざまな体調不良のほか、精神状態にも乱れが生じます。

DATA

補佐役

小腸

消化物を必要、不要なものに仕分け。ここで仕分けされることで、心がきれいな血を送ることができる。

統率器官

脈（血管）

すべての脈は心とつながり、心は脈を拍動させて血をスムーズに流している。

苦手なもの

熱／喜ぶ

熱がこもると心に負担がかかり、喜びが過ぎると心を乱す。

MEMO

苦味が足りないとイライラしちゃう

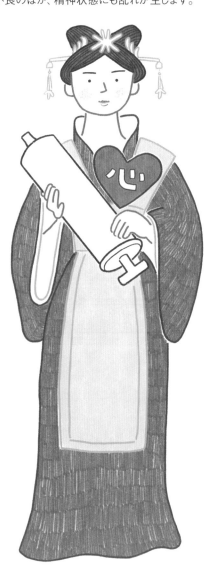

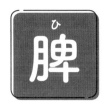

消化吸収・運搬の担い手
気・血・水の原料をつくり出す

臓器を動かすガソリンは気・血・水だけど、その気・血・水をつくり出すには、飲食物から得られる「水穀の精微」と呼ばれるものが必要です。食物を消化吸収して水穀の精微に変える役目を担っているのが脾。脾とその助手である胃によってつくられた気・血・水の原料は、気の製造場所である肺と、全身に送るために心へ、きっちり届けられます。

DATA

補佐役

胃
脾と一緒に消化吸収を行う。「脾胃」とセットで呼ばれることも。

統率器官

肌肉（筋肉）
脾の働きが不調だと、肌の弾力が失われたり、ニキビなどがあらわれる。

苦手なもの

湿／思（思い悩む）
思い悩むと脾に悪影響が及び、胃もダメージを受ける。

MEMO

つい甘味を求めてしまうが、とりすぎて後悔する

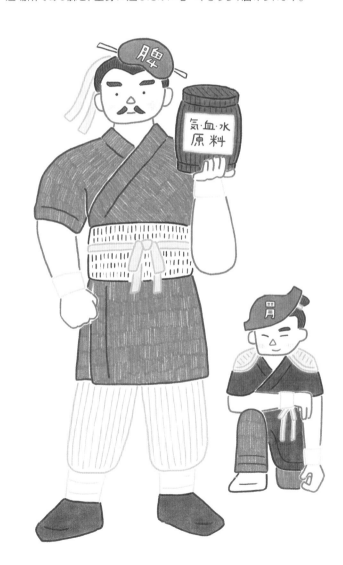

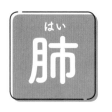

肺（はい）

心を支える心強い宰相（さいしょう）
呼吸をつかさどり気と水を全身に届ける

呼吸をつかさどる肺は全身状態に関わる重要ポジション。心（しん）が君主なら、肺（はい）は心（しん）を補佐する影の実力者でしょう。心を手伝い、血と水の循環を行います。でも一番のお仕事は、気を生成して全身に送ること。呼吸によって空気（天空（てんくう）の気（き））を吸い込み、脾から届けられた原料（ひ）と合わせて気をつくり出します。ただ、外気に一番近い場所で働くため、暑さ寒さと乾燥に弱いのが弱点。

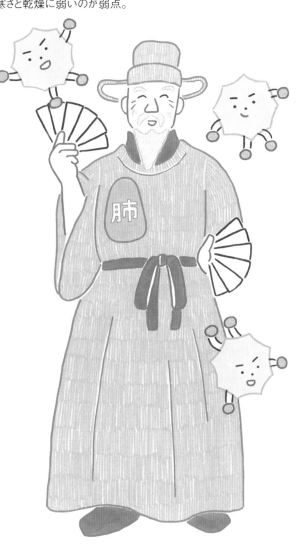

DATA

補佐役
大腸
便秘などで大腸の働きが乱れると、肺（はい）も調子が悪くなる。

統率器官
皮毛（ひもう）
肺（はい）が気・血（きけつ）を全身に送ると肌がうるおい、バリア機能を発揮。

苦手なもの
燥（そう）／悲・憂（ひ・ゆう）
乾燥や深い悲しみや憂いは、咳、息切れなどを引き起こす。

MEMO
辛いものを食べると元気が出る

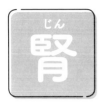

腎（じん）

成長やアンチエイジングの守り神
精を貯蔵し、発育をコントロール

「精」（せい）とは、生命活動を維持するためのエネルギー源。成長や発育、生殖活動に作用します。その精を貯蔵しているのが腎。背が伸びたり、髪が伸びたりするのは腎精（じんせい）が充実している証拠。逆に発育不良や老化現象は腎精が弱まっていることを意味します。ほかにも体の水分調整をしたり、血（けつ）をつくる指令を出したり、呼吸によって吸い込んだ気（き）を肺（はい）から腎（じん）へ下ろしたりと、実は大忙し。

DATA

補佐役
膀胱（ぼうこう）
腎（じん）からの指示で膀胱は開閉を行い、尿量を調節。

統率器官
骨（こつ）
腎（じん）が貯蔵する精（せい）は髄（ずい）を生む。髄（ずい）は骨（こつ）や脳を養う。

苦手なもの
寒／恐（かん／きょう）
寒いと尿の回数が増え腎（じん）の負担に。膀胱炎を起こしやすくなる。

MEMO
老化を感じたら
黒い食材で精力
をチャージ！

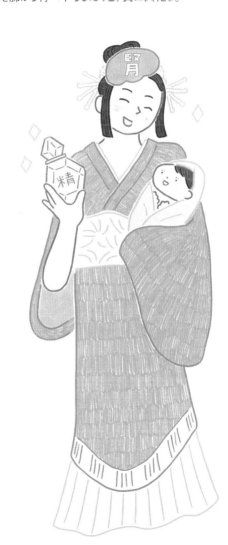

病気になるのは
「正気」と「邪気」の
バランスの崩れ

中医学では、病気はある部分が「悪くなる」のではなく、
「バランスの崩れが招くもの」と考えます。

中医学において健康とは、陰陽のバランス、気・血・水のバランス、五臓のバランスがうまく調和できている状態のことをいいます。バランスがとれていれば生命力、抵抗力があり、病気を寄せつけません。この生命力、抵抗力のことを中医学では「正気」といいます。

では、病気になるのはどういうときでしょうか。それは、なんらかの原因でバランスが崩れてしまったときです。その原因となるもの、つまり人に病気をもたらすものを「邪気」といいます。正気よりも邪気が強いと病気になると考えるのです。

正気とは

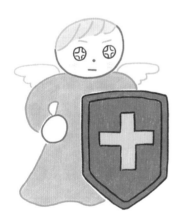

人がもともと持っている生命力や抵抗力のことをいいます。正気が強い人もいれば、疲労や睡眠不足で弱ってしまうことも。体質や環境により正気の状態は人それぞれです。

邪気とは

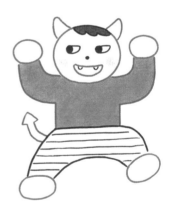

病気を引き起こすもののこと。暑さや寒さなど外部の影響が邪気となるときもあれば、ストレスなど体の内部から影響を与える邪気もあり、何が邪気となるかは人によって異なります。

病気になるときの正気と邪気のバランス

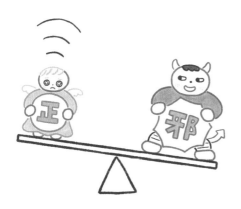

正気が不足している

正気、つまり体力や抵抗力が低下していると、ふだんは影響を受けないようなことでも邪気となり、病気を発症します。このように正気不足で発病することを「虚証」といい、正気を補う治療をします。

邪気が強い

正気はいつもどおりでも、邪気が強くて正気が負けてしまうこともあります。邪気が強くて発病することは「実証」といいます。この場合は、邪気を取り除く治療が行われます。

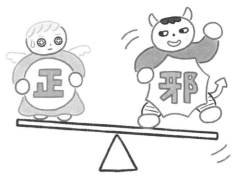

正気が不足し、邪気も強い

上の虚証と実証が重なる場合もあります。正気が弱っているときに、強い邪気の影響を受けた場合も、もちろん発病します。実際にはこのパターンが多く、どこが弱っていて、何が邪気となっているのかを細かく診断します。

病気の原因（邪気）は3つ！
外因・内因・不内外因

前のページで説明した、病気の原因となる「邪気」。それは大きく3つに分けられます。

病気の原因には、自然環境によるもの（外因）、精神的な影響によるもの（内因）、そして不摂生など生活習慣によるもの（不内外因）があると中医学では考えます。

外因は風、寒、暑、湿、燥、火の6つに分けられます。もともと自然界に存在するこれら六気は、過度になると「六淫の邪気」となって体を襲います。

内因は、喜、怒、思、悲、憂、恐、驚に分けられ（七情という）、七情が突然または長期にわたり過度な痛手を与えることで邪気になると考えられています。

そして、外因でも内因でもないことが原因となる場合、生活習慣や遺伝によるものなどが不内外因です。

外因

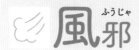
風邪（ふうじゃ）

風が原因の発病は変化が早いのが特徴。くしゃみ、咳、鼻づまり、頭痛などの症状がみられます。肝が影響を受けやすい。

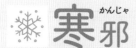
寒邪（かんじゃ）

寒は全身の冷えをもたらすだけでなく、気・血の流れを停滞させ不調を招きます。体の内部にまで達すると嘔吐や下痢を起こすことも。腎が影響を受けやすい。

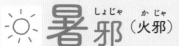
暑邪（しょじゃ）**（火邪）**（かじゃ）

頭痛や口の渇き、イライラ、熱が出るなどの症状が出ます。また、暑いなか、活動しすぎたりすることで体調を崩すことも暑邪によるもの。心が影響を受けやすい。

湿邪（しつじゃ）

湿気は脾が影響を受けやすく、食欲不振や消化不良の症状が出ます。また、水が停滞するため、むくみやだるさ、関節の痛みなどを伴い、症状が長引くのも特徴です。

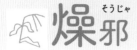
燥邪（そうじゃ）

体内の水が不足することにより、肌や粘膜が乾燥します。乾燥に影響されやすいのは肺で、呼吸器系の疾患を招くこともあります。

内因

喜

喜びは気持ちをなごやかにしますが、度が過ぎると気がゆるみ、心が落ち着かない、不眠などの原因になります。心に影響し、病気を招くことも。

怒

強い怒りは肝を傷つけます。血の貯蔵場所である肝が傷つくと血が足りなくなり、さらにイライラしたり怒りやすくなったりします。また、気が上昇して頭痛を招くことも。

思

考えすぎることで気が停滞し、おもに脾への影響が大きいようです。食欲不振や胃のもたれなどを感じるでしょう。

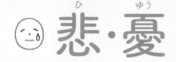

悲・憂

悲しみや憂いは気を消耗します。気をつかさどるのは肺なので、肺に影響が出るでしょう。ため息、息切れ、咳、胸のつかえなど。

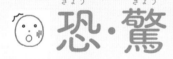

恐・驚

恐れや驚きは気を乱れさせ、腎に影響が出ます。失禁や髪が抜ける、記憶力や集中力の低下など。また、感情も不安定に。

不内外因

・ **暴飲暴食**、**偏食**など、節制のない飲食は脾胃を傷つけます。

・ **過労**も脾を傷つけ、気力を減退させます。

・ **性生活の乱れ**は腎を傷つけ、体が虚弱になります。

ほかに、ケガや中毒、遺伝による病気なども不内外因に含まれます。

バランスの崩れはどこ？
病気の状態を見極める

中医学では病名ではなく、病気の状態と原因を探ることから
スタートします。

八綱弁証のポイント

八綱弁証は、患者の状態を8つの要素（表・裏
／熱・寒／実・虚／陰・陽）で分析します。

表裏は病気の
場所（進行状態）、
熱寒は病気の性質、
実虚は病気の内容を
あらわします

陽

陰

病気の場所は？
▼

表

異変は体の表面（皮膚、関節、鼻、
のど、頭など）にある

裏

異変は内臓など体の深部にある

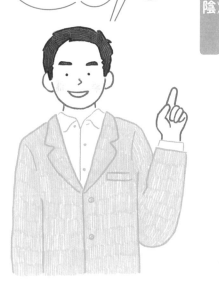

2日前から鼻水が出て
今日はおなかが痛いです

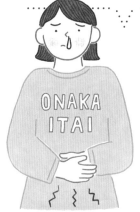

鼻水は表の症状、
腹痛は裏の症状。
病気は表から裏へと
進行しているため、
病期は中期と考えら
ます。

病気＝バランスの崩れと考える中医学。バランスを修正し、自然な状態に戻すことが治療の目的となります。でも、バランスを崩した原因や症状の出かた、進み方は人それぞれです。そこで中医学では、まず患者の現状（体質、抵抗力の有無、症状のあらわれかたなど）を四診という方法（→P50）でくわしく探ります。そして四診で得た情報を分析し、「証」を立てます。

証とは簡単にいえば「病気の今の状態」のこと。治療を受けるたびに証は変わり、そのとき、その人に必要なバランスのとりかたを探るのです。

証をみちびく分析方法はさまざまあり、それぞれを多面的に活用して証を立てますが、基本となる八綱弁証という分析方法を見てみましょう。

（ 病状は熱性？ 寒性？ ）
▼

熱
体が熱を持った状態
（熱い、ほてっている、のどが痛い）

寒
体が寒の状態（寒い、冷たい）

悪寒もします

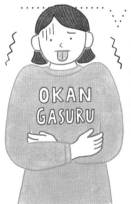

寒証は寒けのほかに、顔色が青白い、舌が白い、脈が遅いなどの症状も。寒証の場合は、体を温めます。

（ 病変は過剰性？ 不足性？ ）
▼

実（過剰）
邪気が強い、気・血・水の滞り

虚（不足）
正気の不足、気・血・水の不足

最近、仕事が忙しくて
寝不足ぎみです

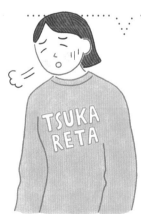

正気の不足による虚証と考えられます。正気を補う治療をします。また、エネルギーを蓄える臓の病気の可能性も。

体全体を整える養生が基本！

漢方は「治す」医学ではなく、「病気にならない」ことを目的とする医学です。

漢方・中医学の基本は「病気にならない体づくり」をすることにあります。これを「養生」といいます。漢方薬を使った治療をはじめ、鍼灸やツボ、按摩療法などは、どれも不調をやわらげる効果がありますが、その目的は体のバランスを整えること。つまり、さまざまな療法も養生の一手段というわけです。

もちろん、鍼灸などの手段を用いることなく、ふだんの生活のなかでこそ実践したい養生法はたくさんあります。漢方・中医学とは、先人たちが見出してきた「自然のなかで生き残る知恵」の集大成なのですから。

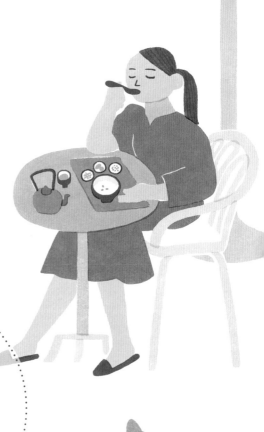

養生ポイント

食

人が生きるために必要な気・血・水は、食事によって養われます。自分の体質や今の状態を把握し、不足を補う食材をとるように心がけましょう。また、食べかたも大切です。1日3食、規則正しく、温かいものを。食を楽しむ心の余裕も持てるといいですね。

｜養生ポイント2｜

感情

感情が安定していれば気・血の流れが円滑になります。気・血の流れが円滑なら体力・抵抗力がつき、気・血の流れが乱れると病気を招くので、感情をコントロールできるようになれるといいですね。過労や睡眠不足に気をつけ、ときどき深呼吸をするなど、気持ちを切り替える術を見つけておきましょう。

｜養生ポイント3｜

自然

「人も自然の一部」というのが中医学の根本的な考えかた。人の体も自然の移り変わりに影響を受けて変化します。だから、朝明るくなったら起き、寒いときは体を温めるといった自然にあった生活をすることが大切です。また、年を重ねると変化の順応に時間がかかるようになります。次の季節に備える養生も心がけましょう。

｜養生ポイント4｜

体力

体を動かすことで気が流れます。毎日適度な運動を心がけましょう。激しい運動はかえって気を消耗してしまいます。ウォーキングや軽いジョギング、ラジオ体操など、少し汗をかく程度で楽しく続けられるものを目安に選びましょう。

薬食同源・薬膳って？

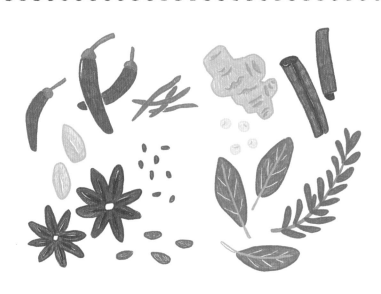

　中医学には「薬食同源」という思想があります。これは、薬を飲むことと食事をすることは同じくらい大切だという考えかた。食べるもので体を整えるという食養生は、まさにこの思想から生まれたものです。

　食養生は健康増進や老化防止、病気予防などを目的とした食事を指しますが、そこからさらに一歩進み、生薬などの薬効も利用した食事が「食療」。体質改善や病気の治療食として利用されます。これらをまとめて「薬膳」といいます。

　治療食などと聞くと「おいしくない」「作るのが大変」というイメージがあるかもしれませんが、実は身近な食材で作れるものもたくさんあります。薬膳はすべての食材を効能によって分類し、中医学の考えかた（気・血・水や五臓のバランスをとるという考え）に従って食事を組み立てるもの。使う食材を意識すれば、いつものメニューにとり入れられるのです。

　健康な体と心はよい食事から。食材の持つ自然のパワーをとり入れ、健康維持に役立てましょう。

第 2 章

体のサインを知る

自分の体を知ることが、漢方生活のスタートに。
チェックの方法を知って、健康管理に役立てましょう。

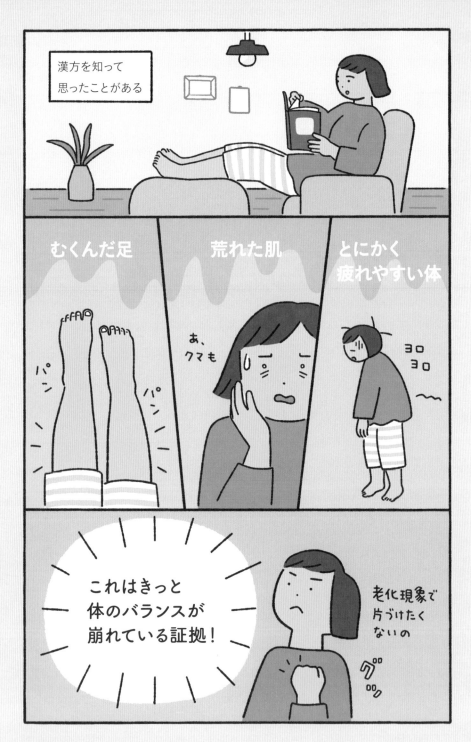

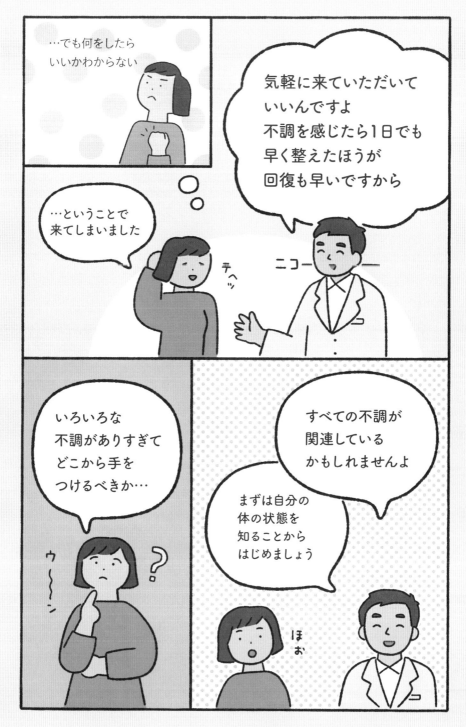

漢方生活は自分の体を知ることからスタート！

　中医学では、「四診」という診察法で体調をみていきます。四診とは、目で見る「望診」、鼻と耳で感じる「聞診」、患者からさまざまな話を聞く「問診」、体に触る「切診」のこと。漢方医は四診を行うことで、患者の生活習慣、どの臓器が弱っているのか、具体的にどのような異常が起きているのかを把握します。漢方は自分の体質を知ることが大切。まずは自分で体の状態を確認しましょう。

プロが行う診察法は？

四診（ししん）で体をみる

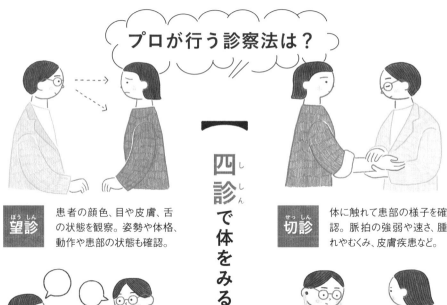

望診（ぼうしん）
患者の顔色、目や皮膚、舌の状態を観察。姿勢や体格、動作や患部の状態も確認。

切診（せっしん）
体に触れて患部の様子を確認。脈拍の強弱や速さ、腫れやむくみ、皮膚疾患など。

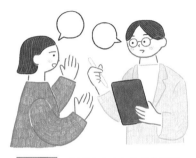

問診（もんしん）
経緯を含めた症状を質問。病歴や家族の健康状態、生活習慣なども確認します。

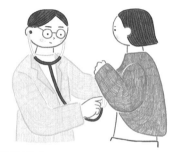

聞診（ぶんしん）
声の大きさ、発音、呼吸音を聞き、口臭、体臭も調べます。呼吸の速さなども確認。

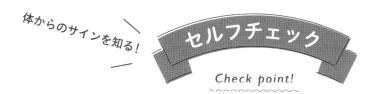

体からのサインを知る！

セルフチェック

Check point!

髪

- □ パサパサし、細くなった
- □ ぬけ毛が多い

目

- □ 充血している
- □ 乾く（ドライアイ）
- □ 目の奥が痛い
- □ 目やにが多い
- □ 白目が黄色い
- □ まぶたの裏が白い
- □ まぶたが痙攣(けいれん)する
- □ ものもらいがある

肌

- □ 顔色がいつもと違う
- □ クマがある
- □ くすみ・しみ・そばかすがある
- □ 肌がたるむ
- □ 肌が乾燥する
- □ ニキビがある
- □ 爪が割れる

歯

- □ 歯がぐらぐらする
- □ 歯茎のはれ、出血がある

口

- □ 口内炎がある
- □ 口角が切れる
- □ 口のまわりに吹き出ものがある
- □ 口臭がする
- □ 唇が白い
- □ 口が乾燥する

鼻

- □ 鼻水が出る
- □ 鼻血が出る

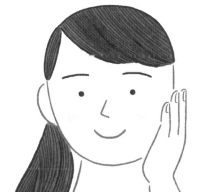

舌

- □ 舌の色が赤い
- □ 舌の色が白い
- □ 舌がふくらんでいる
- □ 舌がうすく小さい
- □ 舌の表面に裂け目がある

- □ 舌苔(ぜったい)が黄色い
- □ 舌苔がない
- □ 舌苔が多い
- □ 舌苔がはがれている

※舌苔→P62

気になるパーツがあったら▶ パーツ別に見る不調のサインへ→P60

全体的になんとなく不調という人は▶ 気・血・水(けっすい)のバランスチェックへ→P52

気・血・水のバランスをチェックしよう

気・血・水は、体を支える3本柱です。たとえるならば、互いにバランスをとり、ひとつの家を支える屋台骨みたいなもの。どれかが欠けたり、過剰になれば、体はバランスを失って病気にかかりやすくなります。

中医学では、体調不良の原因は、これらの不足や過剰によって気・血・水が滞ることにあると考えます。どの柱が不足、または過剰になっているかは人それぞれです。複数、あるいは全体的に弱くなっていることもあります。「なんとなく不調」と感じるときは、バランスの崩れがないかチェックしましょう。

Let's check!

当てはまるものにチェックをしましょう。いちばん多いものが、あなたの体質です。
同じ数なら、どちらも当てはまるので、両方とも対策を。

気の状態をチェック ☑

□ 気持ちが落ち込みやすい
□ イライラすることが多い
□ いつも時間に余裕がなく焦っている
□ ため息が多い
□ 胸がつかえたり、よく咳が出る

□ おなかや胸が張る
□ 体のあちこちが痛い
□ 下痢、または便秘がち
□ ゲップやおならがよく出る
□ 月経前になると不調になる

▼

気の過剰（気滞、気鬱）→ P54

□ 疲れやすい
□ カゼをひきやすく、治りも遅い
□ 胃腸が弱い
□ 朝が苦手で、日中に眠たくなる
□ 体温が低い、または寒がり

□ 少し動いただけで息切れする
□ 筋肉の力が弱い
□ 内臓が下垂している
□ 甘いものが好き
□ 食欲がない

▼

気の不足（気虚）→ P55

52

血の状態をチェック ☑

- □ しみ、そばかす、あざができやすい
- □ 目の下のクマが濃い
- □ 皮膚が黒ずんでカサカサしている
- □ 毛細血管や静脈が目立つ
- □ よく頭痛を起こす

- □ 首や肩のこりが強い
- □ 血行が悪い
- □ 足が冷え、顔がのぼせる
- □ 月経痛が重い
- □ 子宮や卵巣に病気がある

▼

血の過剰（瘀血）→ P56

- □ 肌が青白い
- □ よく肌が荒れ、手も荒れやすい
- □ 髪の毛が細く抜けやすい
- □ めまい、立ちくらみがよく起こる
- □ 眠りが浅く夢をよく見る

- □ 爪が薄く欠けやすい
- □ 目がかすむ
- □ 動悸や息切れがする
- □ 月経の出血量が少ない
- □ 月経が遅れる

▼

血の不足（血虚）→ P57

水の状態をチェック ☑

- □ 頭や体が重く感じる
- □ むくみやすい
- □ 雨の日は具合が悪くなりやすい
- □ 胃からポチャポチャ音がする
- □ 体が冷える

- □ よく鼻水が出る
- □ 汗をかきやすい
- □ 便がやわらかく下痢をしやすい
- □ 尿が近く量も多い
- □ ぽっちゃり体系

▼

水の過剰（痰湿）→ P58

- □ 皮膚が乾燥する
- □ 手足がほてる
- □ 顔や頭がのぼせやすい
- □ 便が乾燥してコロコロ状態
- □ 髪の毛が細く薄毛

- □ 口の中が渇く
- □ 目が乾く
- □ 寝汗をよくかく
- □ せっかち
- □ 冷たい飲みものをよく飲む

▼

水の不足（陰虚）→ P59

気

Karte
気の過剰 （気滞、気鬱）
<small>（きたい、きうつ）</small>

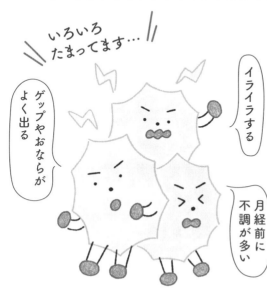

いろいろ
たまってます…

ゲップやおならが
よく出る

イライラする

月経前に
不調が
多い

状態
体内の気の動きが悪く、こり固まっている状態です。気が滞ると、自律神経失調の症状がみられたり、怒りっぽい、気分が落ち込む、眠れないといった症状が起こることも。また、精神的なストレスがたまったり、緊張が強くなると、胃も緊張してきます。PMS（月経前症候群）も気が滞って起こるケースが多いようです。

考えられる原因
・ストレスが多く精神的にも疲れている
・忙しく時間に追われている
・睡眠不足

目の酷使や夜ふかし、また、くよくよ悩んでいると気・血の巡りを悪くします。ストレスをため込む生活も精神的疲労や緊張感を引き起こし、気が滞る原因に。

処方

ストレスをじょうずに発散しましょう

落ち込んだりイライラしたり、精神的に不安定になると症状はより悪化します。リラックスできる時間を作り、自律神経のバランスを整えましょう。お茶やアロマ、果物など、香りのよいものを生活にとり入れるとストレス発散に。夜ふかしはさけ、睡眠時間をしっかりとることも大切です。

[とりたい食材]
・しそ、セロリなどの香味野菜
・オレンジやレモンなどの柑橘類
・梅干しなど酸っぱいもの

[さけたい食材]
・ほてりが出やすい人は辛みが強いものや熱性の食材をさける　・多量の飲酒

気

Karte

気の不足（気虚）

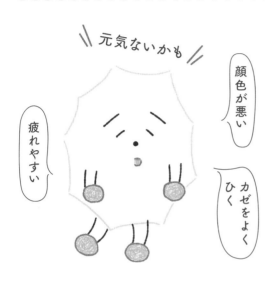

元気ないかも

顔色が悪い

疲れやすい

カゼをよくひく

状態

エネルギーが不足しているため、抵抗力が弱く、疲れやすい状態です。体が冷え、病気にもかかりやすいでしょう。体を動かすだけで具合が悪くなることもあります。ひどくなると、外出した翌日は寝込んでしまうほど、疲労感が強くなります。花粉症やアレルギー疾患にもかかりやすくなります。

考えられる原因

- 過労や加齢による気の消耗
- 胃腸の不調による栄養不足
- 睡眠不足

暴飲暴食や不規則な生活は胃腸に負担がかかります。胃腸が弱いと食べものから栄養がとれず、気の補充が困難に。過労やストレスも気を消耗します。

処方

規則正しい食事で胃腸を整えて

　気を補うには食事をきちんととることが必須。よく噛んで消化しやすい状態で飲み込む、腹八分目に抑えるなどを日常的に心がけましょう。また、睡眠も大切。寝すぎはよくないですが、夜ふかしもエネルギーを消耗するため気をつけましょう。遅くとも午前0時を超えないように就寝しましょう。

[とりたい食材] 〇
・平性～温・熱性の食材を火を通して温かい状態で　・米、いも類やきのこ類

[さけたい食材] ✕
・脂っこいものや甘いもの　・冷たいものや生もの　・香辛料

Karte
血の過剰（瘀血）
（けつ）（おけつ）

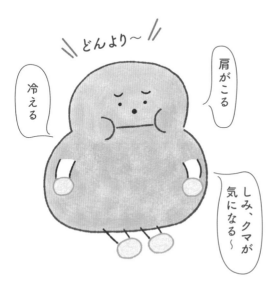

どんより〜

冷える

肩がこる

しみ、クマが気になる〜

状態

　血がきちんと浄化されておらず、老廃物が残っていたり、血栓が生じていたりして、血が巡っていない状態です。各臓器に栄養が運ばれないため、新陳代謝が低下し、顔色が悪く見えたり、クマができたりします。肩こりやイライラや生理痛になることも。

考えられる原因

・運動不足
・薄着などで体が冷えている
・甘いものや脂っこいものの過剰摂取

　運動不足、夜ふかし、偏った食事、入浴はシャワーのみなど、血行が滞る生活習慣が積み重なっていると考えられます。ストレスも症状を悪化させます。

処方

運動と入浴で血行を改善しましょう

　血行をよくするには、体を温めることと、適度な運動が必要です。デスクワークが多いなら、通勤でできるだけ歩く、ちょこちょこストレッチをするなど工夫を。入浴は湯船につかり、体をしっかり温めましょう。とくに下半身は冷やさないように注意。

[　とりたい食材　]

・いわし、さんまなどの青魚
・ねぎ、にらなどの辛味食材

[　さけたい食材　]

・脂っこいものや甘いお菓子、冷たいものや生ものなど

Karte

血の不足（血虚）

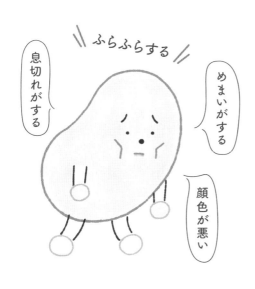

ふらふらする

息切れがする

めまいがする

顔色が悪い

状態

　血が不足している状態です。貧血に近い状態でもあります。血色があまりよくなく、顔色も青白かったり、唇や舌の色は赤みが少ないです。肌の乾燥やくすみ、髪のパサつきなども目立つでしょう。また、めまいや立ちくらみ、息切れがあるなど疲れやすいのも特徴です。

考えられる原因

・無理なダイエット、偏食による栄養不足
・夜ふかしをするなど不摂生な生活
・目の酷使

　無理なダイエットや偏った食事は、気の不足を招き、血をつくることができなくなります。また、夜ふかしなど不摂生な生活も血の不足につながります。

処方

不規則な生活を改め、バランスのよい食事を

　生活リズムの乱れは、朝食抜きや偏食、ストレスなどを招きます。まずは生活リズムを整え、夜はきちんと寝る、食事は3食決まった時間に食べるようにしましょう。無理なダイエットをしている人はやめましょう。また、目の使いすぎも血を消耗するので、パソコン、携帯電話の見すぎに注意。

[とりたい食材]
・黒豆、黒ごまなど色の濃いもの、黒いもの
・レバーなど赤い食材

[さけたい食材] ❌
・生野菜
・肉の脂身

Karte

水の過剰 (痰湿)
すい　　　　たんしつ

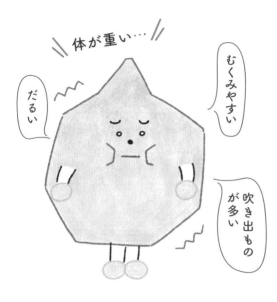

体が重い…

だるい

むくみやすい

吹き出ものが多い

状態

体に余分な水分がたまっている状態です。体が重く感じられたり、頭が重い、めまいがする、生唾が出る、吐き気がする、むくみやすい、吹き出ものが多いなど、さまざまな症状があらわれます。体に水分がたまるのは内臓の機能が低下しているためで、腎や肺、脾が関わっていることが多いようです。

考えられる原因

・暴飲暴食　・運動不足　・喫煙

胃腸の消化力を超える暴飲暴食は、処理しきれずに余分な水分が体に滞ることに。喫煙や運動不足も水分が滞る要因になります。

処方

食べかたや悪い生活習慣を改善しましょう

早食いや食べすぎなどを見直し、食事は腹八分目を心がけ、夕食は控えめにしましょう。胃腸が弱い人は、よく噛んでゆっくり食べることを心がけて。喫煙は控え、適度な運動や入浴で汗をかき、余分な水分を体外に出しましょう。

[とりたい食材] 〇
• はと麦、緑豆、小豆などの雑穀や豆
• 不要な水分の排出を促す海藻類、きのこ類、根菜類、こんにゃくなど

[さけたい食材]
• 甘いもの、冷たいもの、味の濃いもの
• 水分のとりすぎも注意

水
すい

Karte

水の不足（陰虚）
すい　　　　　いんきょ

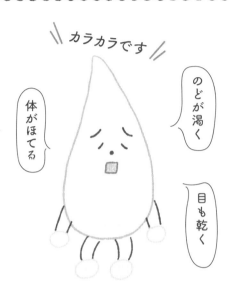

カラカラです

のどが渇く

体がほてる

目も乾く

状態

年齢を重ねたり、過度の疲れや発汗によってうるおいを消耗すると、体内の水分量が減少します。口の渇きを感じるものの、あまりたくさん水を飲めなかったり、肌が乾燥してかゆみが出たりします。また、急に水分が不足して脱水症状になることも。水分が不足すると余分な熱が生じやすく、手足がほてったり、頬が赤くなったりするのが特徴。

考えられる原因

・加齢により、五臓の腎の機能が低下
　　　　　　　ごぞう　じん
・心身の疲労　・過度の発汗
・辛いもののとりすぎ

夜型の生活などで心身の疲労がたまり、うるおいが少なくなっています。また、汗のかきすぎや喫煙、飲酒も体の水分を奪う一因となります。

処方

疲労の回復と水分を排出する習慣の見直しを

疲労をためないために夜ふかしの習慣は改善し、夜は少しでも早い就寝を心がけましょう。水分補給も大切ですが、陰虚なら体外に水分が出る量も少なめにしたいもの。汗をかきすぎないように、激しい運動や長風呂は控えましょう。また、喫煙や飲酒もひかえて。
いんきょ

[**とりたい食材**]

• れんこん、豆乳、ヨーグルトなど色の白いもの
• トマト、きゅうりなど寒・涼性の野菜
　　　　　　　　　　　　　かん　りょうせい

[**さけたい食材**] ❌

• 香辛料は体を温めて乾燥させるため、とりすぎに注意

パーツ別に見る不調のサイン

顔には多くの血管が集まっているため、全身の健康状態が反映されやすい場所です。なかでも不調があらわれやすいのは、顔色と舌。たとえば、血が足りない状態だと顔の血色が悪くなり、血が十分にある状態だと赤みが出たりします。

舌は意識しなければなかなか確認しない部分ですが、体調により色や形、厚みなどが日々変化します。そのため、"今"の体調を知るバロメーターになってくれます。具体的なチェックの方法を知り、健康管理に役立てましょう。

不調による
顔色の変化

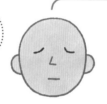

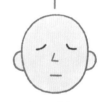

赤い場所でどこが悪いかがわかる

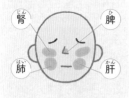

腎　脾
肺　肝

赤みのある場所は熱がこもりやすい部分であり、弱っている臓器を予測できます。肝や肺が弱いと頬、腎が弱いと目の下、脾が弱いと鼻が赤くなりやすいです。

赤い
▼
熱をあらわす

赤みは体に熱がこもっているサイン。心（心臓）が弱いタイプです。心は血を循環させて、全身に熱や水分、栄養と酸素などを行きわたらせます。ところが、立ちっぱなしや座りっぱなしの姿勢が続くなどして血の循環が悪くなると、上半身に熱がたまり、顔に赤みが出ます。むくんだり、のぼせたり、血圧が高くなることも。左側の肩や首がこるのも特徴です。

青っぽい
▼
血の停滞／汚れをあらわす

青っぽく見えるのは、血が汚れているサインです。肝（肝臓）が弱いと血の浄化機能が十分に働かず、黒ずみが増して流れも悪くなります。その結果、顔色が青っぽく（青黒く）見えるのです。このようなときは、寝つきが悪い、便秘や下痢をくり返す、肩こりになる、目が疲れるなどの症状が出やすくなります。女性の場合、PMS（月経前症候群）などメンタルが不安定になる傾向も。

毎日チェック！
☑
顔色

体調の変化がすぐわかる！

慢性的な病気や不調は内臓の異変によって引き起こされます。そして、内臓の状態があらわれやすいのが、顔色。中医学の専門家であれば、顔色を見れば、どの臓器が弱いのか予想がつくほどです。まずは顔色から自分の体の内臓タイプをチェックしましょう。そこが自分の弱い臓器なので、ケアを心がけると病気の予防につながります。

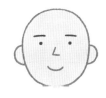

健康な顔色は…

血色がよく自然な肌色で、生気があり、ツヤやうるおいが感じられます。
赤みや黒ずみ、吹き出もの、むくみなどのトラブルも少ない状態。

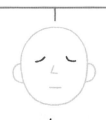

白い
▼
寒をあらわす

顔色が白っぽい、色白なのは、肺（呼吸器系）が弱いタイプ。呼吸器や水分代謝に問題があります。アレルギー性鼻炎や、のどの痛みはよく出る症状のひとつです。皮膚も呼吸をしていることから、肺が弱いとアトピー性皮膚炎や湿疹など皮膚トラブルも多くなります。また、水分代謝の悪さが冷えやむくみを引き起こし、便秘になりやすいです。

黄色い
▼
胃腸の不調をあらわす

脾（胃腸）が弱いと食べものの消化吸収がスムーズでなく、栄養不足から気・血が不足する傾向に。赤色を反映する血が少なくなると皮膚が黄色味を帯びます。また、あざができやすくなります。吹き出もの、口臭、口の渇き、口内炎、歯肉炎など口のまわりのトラブルが多い傾向も。脾が弱いタイプは痩せている人が多いですが、水分代謝が悪いと水太りすることも。

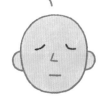

黒ずんでいる
▼
重病をあらわす

腎が弱いと、目のまわりから顔全体が黒ずんできます。腎には水分代謝を担う腎臓と、生命を担う生殖器系、副腎、性腺などのホルモン系が含まれており、目の下にクマができたり、まぶたにむくみが生じる、中耳炎、耳鳴りといったトラブルが出やすくなります。老化現象のあらわれともいえます。生命力が弱くなっているので、体を温める力が不足して足腰が冷えます。

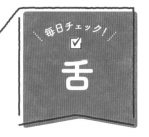

毎日チェックして体調管理に役立てよう

　舌は、そのときどきの体調によって常に変化しています。全身の健康状態が舌にあらわれるとされ、色や厚み、歯痕などさまざまな側面から不調の原因を予測できます。中医学の診断では、舌の観察を非常に重視します。チェックポイントがわかれば、毎日の健康管理にとても役立つでしょう。

舌を見るポイント

健康な舌は…

健康な舌はしっかりとした厚みと硬さがあります。まずは色、形、舌苔の状態を毎日チェック。続けることで変化に敏感になります。

形

舌を出したときにまっすぐ伸び、左右均等です。うすかったりペラペラしていない。逆に、むくみもない状態。

舌苔

健康な舌には、うっすらと舌苔がついています。舌苔とは、舌表面に付着している白い苔状のもの。舌苔は厚すぎたり、まったくついていないのも不調サインです。

色

舌全体の色は血液の状態をあらわします。健康な舌は、きれいなピンク色をしています。

色 ▶▶▶ 熱をあらわす

寒 ⟵　　　　　　　　　　　　　　　　⟶ 熱

白っぽい	赤い	えび茶	紫っぽい
血が不足。体が冷え、立ちくらみや動悸、息切れなども考えられます。	熱がこもっている状態です。のぼせや、ほてりに注意。	熱感がさらに強く、体の深部までおかされている状態です。	血流が悪く、いわゆるドロドロ血液になっていることを示します。

形 ··· 気・血・水をあらわす

ふくらんでいる 歯形がついている

舌が腫れぼったくて大きいのは胃腸の働きが悪くなることで起こります。舌の両側に歯形が残るのは、体内に余分な水分がたまっていることを示します。

小さい うすい

全身の栄養状態が悪く、血・水も不足しています。高齢者や虚弱体質の人に多い状態です。舌が柔らかい状態を嫩舌といい、抵抗力が弱い人によくみられます。

表面に 裂け目がある

舌の真ん中にある「正中線」以外に、亀裂のような細かい裂け目が入っているときは、老化や疲労によりうるおいが不足していて、唾液の分泌が少ない状態です。

舌苔 ··· 色は熱、状態は水分をあらわす

舌苔の色

黄色

体内に熱がこもっている状態。カゼなどによる発熱のほか、食べすぎによる湿熱の場合も。黄色が濃くなるほど熱が高い状態です。

白色

冷たいものをとりすぎるなど、体に冷えや余分な水の停滞があるときには白い舌苔があらわれます。

舌苔の状態

ほとんどない

体液が不足して体が全体的にうるおい不足になると、舌苔がつかなかったり、まだら状につくことがあります。

べっとり厚い

舌の表面が見えないほど厚い舌苔がつくときは、食べすぎや飲みすぎによる胃腸の不調、水の停滞や消化不良が原因です。

ところどころ はがれている

エネルギーとうるおいが不足している状態。疲れやすく乾燥しやすいです。過労や長風呂など汗のかきすぎも原因となります。

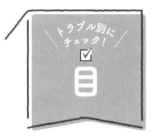
目のトラブルは「肝」に関係します

　目と肝には密接な関わりがあります。目が機能を発揮するには十分な量の血が必要で、その血を浄化し蓄えているのが肝だからです。ですから目を見れば、肝の健康状態がわかります。もし、目がかすんだり疲れているときは、全身の健康状態に意識を向けてみましょう。肝の不調は血の不足、気の停滞をまねき、目だけでなく全身の不調へとつながることも。目のトラブルを軽く考えず、早めに対処しましょう。

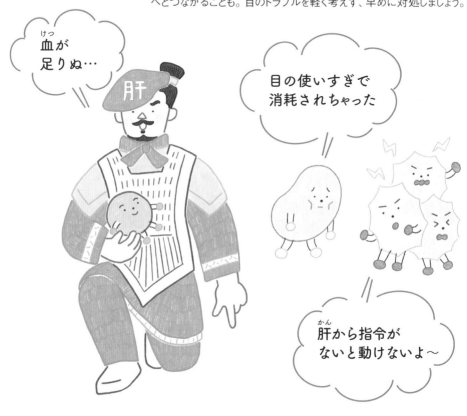

血が
足りぬ…

目の使いすぎで
消耗されちゃった

肝から指令が
ないと動けないよ〜

\ **Advice** /

血がきれいになるのは睡眠中

　まずは目を閉じて休ませることが大切。また、肝の血液浄化機能が働くのは主に睡眠中なので、夜11時までに就寝し、7〜8時間の睡眠時間をとるようにしましょう。理想は夜10時から翌朝6時までの8時間睡眠です。

肝を補う食材

・しいたけ　・いちご　・うなぎ
・ししゃも　・うこっけいの卵
・牛、鶏、豚のレバー

目が充血する

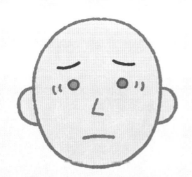

過度のストレスが
肝（かん）に緊張をもたらす

　目が充血するのは大きく分けて2つの原因があります。ひとつは眼精疲労。長時間パソコンを使用したり、読書、テレビを見るなど目を酷使することで起こります。血行が悪くなり、白目の部分が赤く血走っているようになります。とくに目を酷使していないのに充血する場合は、精神的なストレスが原因となることもあります。イライラや怒りがあると肝（かん）が緊張状態になり、熱を持ちはじめます。すると目の毛細血管が拡張して充血するのです。また、細菌感染で炎症が起こることもあります。

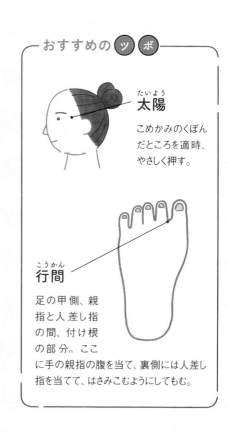

おすすめの ツ ボ

太陽（たいよう）

こめかみのくぼんだところを適時、やさしく押す。

行間（こうかん）

足の甲側、親指と人差し指の間、付け根の部分。ここに手の親指の腹を当て、裏側には人差し指を当てて、はさみこむようにしてもむ。

対策 ・・・・・・・・・・・・・・・・・・・・・

- 目を閉じて休ませる→P155
- 深呼吸をしたり、好きなことをして気持ちを穏やかに保つ→P90
- 肝（かん）の熱を冷ます食材、気滞（きたい）に効く食材をとる
- よく使われる漢方薬は柴胡加竜骨牡蛎湯（さいこかりゅうこつぼれいとう）

肝（かん）の熱を冷ます食材

- 菊の花（食用菊、菊花茶など）
- ゴーヤー
- いか、かき、ほたて貝
- 柑橘類、梅干し、酢などの酸っぱいもの
- ヨーグルト

＊対策でご紹介している漢方薬は、あくまでも一例です。服用の際は必ず漢方薬に精通した専門家のアドバイスに従ってください。

目が乾く（ドライアイ）

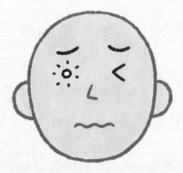

加齢によるものもあれば
目の酷使が影響することも

　眼球が乾くことによって、目が痛くなったりショボショボしたりします。加齢により、肝や腎が弱くなると、水分が不足し、症状が出やすくなります。

　若い人の場合は、目の使いすぎが原因です。スマートフォンの画面を長時間にわたり見続けるなど、一点を凝視すると、まばたきの回数が極端に減り、目が乾燥しやすくなります。また、寝不足や過度のストレスも目の血行の妨げとなり、目の乾燥に影響します。

おすすめの ツ ボ

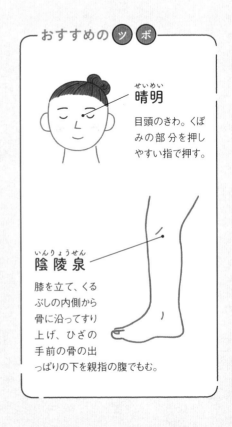

晴明（せいめい）

目頭のきわ。くぼみの部分を押しやすい指で押す。

陰陵泉（いんりょうせん）

膝を立て、くるぶしの内側から骨に沿ってすり上げ、ひざの手前の骨の出っぱりの下を親指の腹でもむ。

対策

・意識的にまばたきの回数を増やし、涙の分泌を促す。眼球の表面に水分を行きわたらせることで乾燥を予防

・うるおい不足を改善し、肝と腎を補うものを食べる→P186

・よく使われる漢方薬は杞菊地黄丸（こぎくじおうがん）

うるおす食材

・にんじん
・くこの実
・ほたて貝
・レタス
・エリンギ

＊対策でご紹介している漢方薬は、あくまでも一例です。服用の際は必ず漢方薬に精通した専門家のアドバイスに従ってください。

Troubles

目の奥が痛い

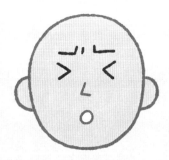

肩から首の筋肉をほぐし血行を促す

パソコンの画面や書類などで細かい文字を読み続けるなど、目を酷使することで起こります。長時間、同じ姿勢で作業していると、首や肩まわりがこり固まって血行が悪くなります。そのため、血液に老廃物が残っていたり、神経や筋肉に血液が十分に行きわたらずに、目の奥に痛みが生じます。頭痛などにつながることもあるでしょう。ドライアイや目の充血も起こりやすくなります。

対策 ‥‥‥‥‥‥‥‥‥‥‥‥‥‥

・首や肩の筋肉をほぐして血行を促進。ストレッチやマッサージをしたり、入浴で体を温める →P151

・目を使う作業は1時間に1回は必ず休憩を入れ、目を閉じて休ませる

・よく使われる漢方薬は杞菊地黄丸（こぎくじおうがん）

目やにが多い

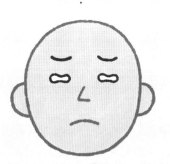

老廃物をため込んでいると大量の目やにつながる

目やには涙が乾燥して固まったものです。生理現象のひとつなので、白やうすい黄色の目やにが少量出るのは気にしなくても大丈夫です。ただし、朝起きたとき、目が開きにくいほど大量に出ているような場合は気をつけましょう。痰湿（たんしつ）といって、体に不純物をため込んだ状態かもしれません。また、濃い黄色の目やにには、細菌を阻止しようと戦った白血球の残りで、膿（うみ）と同じようなもの。細菌やウイルスに感染した可能性があるので眼科を受診しましょう。

対策 ‥‥‥‥‥‥‥‥‥‥‥‥‥‥

・痰湿（たんしつ）を改善するには、脂っこいものや、甘いもの、味の濃いものや、ジュース、乳製品を控える→P58

・よく使われる漢方薬は新黄珠目薬（しんおうじゅ）

白目が黄色い

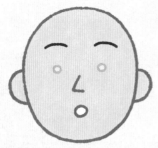

黄疸（おうだん）は重病の可能性も
軽くみずに受診を

　白目が黄色く、さらに鼻のまわりの皮膚も黄色っぽくなったときは急いで医療機関を受診してください。「黄疸」の可能性があります。黄疸は、血液中に胆汁色素が増えすぎることによって起こる症状です。肝臓や胆嚢（たんのう）に異常が起こり、胆汁色素を処理・排泄しきれず、血中濃度が上がった可能性があります。

対策 ･･････････････････････････

・ストレスをため込まないようにする

・がんばりすぎるなど
　極端なことをしないで、
　心身ともに安定した生活を心がける
　→P86

・よく使われる漢方薬は茵蔯蒿湯（いんちんこうとう）

まぶたの裏が白い

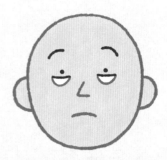

女性に多い貧血のサイン
食事で改善を

　下のまぶたの裏側には毛細血管が集中しており、健康な状態では明るいピンク色をしています。もし、白っぽい場合は貧血を疑いましょう。鉄欠乏による貧血は、女性に起こりがちです。鉄が不足すると赤血球のヘモグロビンが十分につくられないため、血液の色が薄まって見え、まぶたの裏側も白っぽくなります。貧血が進むと全身のだるさや動悸、息切れにもつながるので、鉄分をたっぷりとりましょう。

対策 ･･････････････････････････

・鉄分が多く含まれた食材をとる

・よく使われる漢方薬は十全大補湯（じゅうぜんだいほとう）
　→P147

鉄分の多い食材

・レバー　・あさり、はまぐり、しじみ、
　かきなどの貝類　・黒きくらげ
・ごま　・大豆や大豆製品　など

　＊対策でご紹介している漢方薬は、あくまでも一例です。服用の際は必ず漢方薬に精通した専門家のアドバイスに従ってください。

まぶたが痙攣する

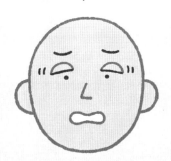

まぶたのピクピクは
肝の過労のサイン

　たまに、まぶたがピクッと動くことがありますが、頻繁に起こる場合は注意が必要です。肝の疲労がピークになっている可能性があります。肝は本来、睡眠中に血を浄化する役割がありますが、睡眠不足が続くと十分に機能を果たせなくなるのです。すると、血に不純物が残ったまま全身に届けられるので、筋肉が正常に動きません。まぶたがピクピクと痙攣を起こすのは、そのためです。放置すると重度の肩こりや、こむら返りになることも。

対策 ・・・・・・・・・・・・・・・・・・・・・・・

・ 睡眠時間を十分に確保する。
　夜の11時までには就寝する習慣を

・ 不眠の原因になりやすい、
　ストレスをためない生活を心がける
　→P148

ものもらいができる

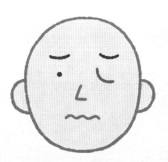

日常生活で体の抵抗力
アップを心がける

　ものもらいは、まぶたの縁にある脂腺に細菌感染が起こり、腫れや膿ができる症状です。原因となる細菌は普通に常在するものですが、体力や体の抵抗力が低下しているときに感染しやすくなります。くり返しできるということは、抵抗力が低下している可能性があります。

対策 ・・・・・・・・・・・・・・・・・・・・・・・

・ オーバーワークや睡眠不足に
　気をつける

・ 栄養バランスのよい食事をとる

・ よく使われる漢方薬は玉屏風散

おすすめの ツ ボ

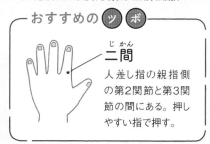

二間

人差し指の親指側の第2関節と第3関節の間にある。押しやすい指で押す。

鼻が悪いと「肺」トラブルへ

　鼻は、呼吸において重要な働きをしています。鼻腔はいわば、吸い込んだ空気をきれいにするフィルターのようなもの。ほこりやウイルス、細菌が体に入らないようにブロックしたり、空気を適度に加湿・加温して、外敵から体を守っているのです。ところが、鼻づまりなどで空気を吸い込みづらくなると、口で呼吸することが増えます。口には鼻腔のようなフィルター機能がないため、ウイルスが体内に侵入し、感染症にかかりやすくなったり、肺の働きを弱めたりします。

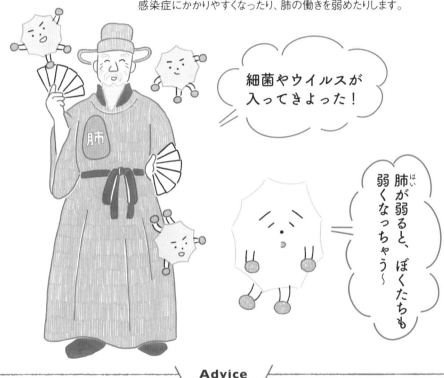

細菌やウイルスが
入ってきよった！

肺が弱ると、ぼくたちも弱くなっちゃう〜

＼　**Advice**　／

陽の気がスムーズに
通っている状態を保とう

　鼻づまりは、エネルギーが不足して体が冷えていたり、水の停滞によって起こることが多いもの。温かいもの、消化のよいものを食べ、水分のとりすぎに気をつけましょう。また、朝はできるだけ日光を浴びて、陽のエネルギーを取り入れましょう。

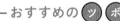

おすすめの ツ ボ

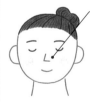

迎香

鼻の横のくぼみの部分を、指でぐりぐりと押す。鼻がつまっている方だけでも、両方を押してもいい。

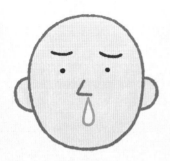

鼻水が出る

鼻水の状態によって対処法が異なります

　カゼに伴う一時的な鼻水であれば、カゼがよくなれば治まります。ただ、鼻水の状態により体の状態や、それに伴う対処法も異なるので注意しましょう。透明で水っぽい鼻水は、体が冷えにやられているサインなので、温める対処法を。黄色や緑色の鼻水の場合は、熱がこもっている状態なので、熱を冷ます対処法が必要です。また、アレルギー性鼻炎や花粉症、副鼻腔炎といった慢性的な鼻水は、体質から改善する必要があります。

> 対策 ‥‥‥‥‥‥‥‥‥‥‥‥‥‥
>
> ・透明～白の鼻水のときは体を温める
> 　しょうが、ねぎなどの食材を→P184
> ・黄色～緑色の鼻水のときは熱を冷ます
> 　食材をとる。大根、白菜など→P185
> ・体質改善には気を整える→P54～55
> ・胃腸のケアや対策を忘れずに→P170

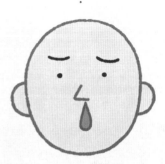

鼻血が出る

脾が弱り出血しやすい状態

　鼻の粘膜が弱くなっていると、鼻をかむなど少しの刺激で鼻血が出るようになります。脾（ひ）が弱ると栄養を十分に消化吸収できず、鼻の粘膜や毛細血管がもろくなってしまうのです。この場合、鼻血以外にも、歯磨きの際に歯茎から血がにじんだり、体にあざ（皮下出血）ができたりもします。それとは別に、のぼせによって鼻血が出ることも。その場合は肝（かん）の緊張が考えられるので、目の充血や、感情面でイライラすることが増えます。

> 対策 ‥‥‥‥‥‥‥‥‥‥‥‥‥‥
>
> ・脾（ひ）を養う温かくさっぱり味の
> 　食事を心がける
> ・粘膜を強化する食材をとる。
> 　いちごやキウイ、ブロッコリーなど、
> 　ビタミンCが豊富なもの
> ・体を温める食材をとる→P184

71

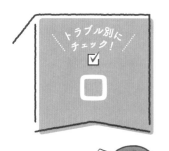

トラブル別に
チェック！
☑
口

口には消化器系トラブルが出る

　中医学では口を消化器官とみなします。食べものは口から入り、食道を通って胃に到達し、小腸、大腸で消化吸収された後、肛門から便として排出されます。つまり口は、消化器官の入り口なのです。そのため、口にあらわれるさまざまな症状は消化器系をつかさどる脾と関わりがあると考えられます。たとえば、口内炎は熱トラブルのあらわれ。熱で脾の働きが弱くなっていると考えられるのです。脾胃が不調だと栄養を吸収できず全身に影響します。口のトラブルには早めに対処しましょう。

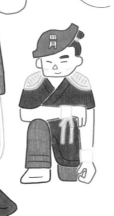

熱くて思うように
働けないぜ…

それがしも
暴飲暴食により
キャパオーバー
でござる

\ **Advice** /

食べもの、食べかたに注意

　口にトラブルがあるときは、脾胃に負担をかけないようにしましょう。食材は消化のいいものを。また、食べものはよく噛んで細かい状態にし、口の中で唾液とよく混ぜ合わせることで消化吸収がスムーズになります。

モグ　　モグ

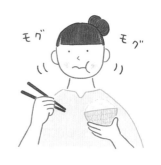

Troubles

口内炎ができる

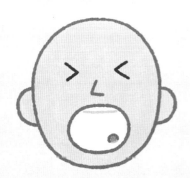

口だけでなく全身の抵抗力が低下しているサイン

　口内炎は、食べすぎや過度のストレスによって脾の働きが低下し、消化器官の粘膜に炎症が起こる症状です。口内炎がくり返し起こるときは、とくに注意が必要です。口の粘膜は、皮膚よりも細菌やウイルスに感染しやすいからです。健康な状態なら感染は抑えられていますが、口内炎があるときは体の抵抗力が低下している可能性が高いです。くり返しできるときは、全身の抵抗力が落ちていると予想できます。

おすすめの

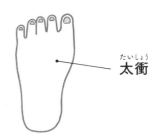

口内点（こうないてん）

中指の付け根、真ん中のところにあるツボ。もう一方の手の親指を当て、数秒間だけ押して放す。

太衝（たいしょう）

足の甲側。親指と人差し指の骨が交わるところから、やや指先よりのへこみ。脈を感じる部分。健康な人でもここを押すと少し痛いが、しっかり押す。

対策

・炎症がある場合は、寒・涼性（かん・りょうせい）の食材を中心に食べる

・よく噛むことで消化吸収をスムーズに

胃腸に優しく熱を冷ます食材（やさ・ねっ）

・トマト　・なす　・ピーマン
・ズッキーニ　・セロリ　・ごぼう
・豆腐　・こんにゃく　・すいか
　　　　　　　　　　　　　　など

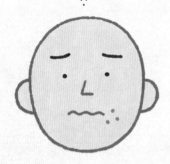

口角が切れる 口まわりの吹き出もの

胃腸の疲れが 炎症を引き起こす

　唇の端、口角が切れたり赤くなって痛みが生じたり、口のまわりに吹き出ものができるのは、胃の粘膜の荒れが原因と考えられます。食べすぎや、ストレスなどによって胃に負担がかかり、炎症が起こると口のまわりにトラブルが出やすくなります。もともと口のまわりに吹き出ものや湿疹ができやすい人は、胃腸の働きが弱いと考えられるので、日ごろから気をつけましょう。

対策 ・・・・・・・・・・・・・・・・・・・・

・ 胃を休ませる

・ 消化のよいものや薄味を心がける、お酒を控えるなど食生活を見直す

・ よく使われる漢方薬は黄連解毒湯（おうれんげどくとう）

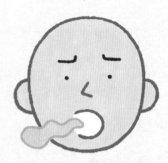

口臭がする

消化器のトラブルが 臭いの原因に

　口臭の原因は多岐にわたります。ひとつは、歯に磨き残しや歯周病があることですが、原因が口の中だけとは限りません。たとえば、胃の粘膜に炎症があると周囲の細胞の一部が傷つき、臭いのもととなります。また、食べすぎや胃の働きの低下により消化不良があると、食べたものが体内に長時間停滞し、発酵したような臭いが生じます。その他、鼻炎や副鼻腔炎などの鼻づまりがあると、鼻汁がのどにたまって臭いを生じさせることがあります。

対策 ・・・・・・・・・・・・・・・・・・・・

・ 胃の炎症を鎮める寒（かん）・涼性（りょうせい）の食材をとる→P73

・ 唾液が少ないときは酸味のあるものをとる

・ 歯磨きなどの口腔ケアを丁寧に行う

＊対策でご紹介している漢方薬は、あくまでも一例です。服用の際は必ず漢方薬に精通した専門家のアドバイスに従ってください。

Troubles

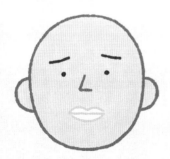

唇が白い

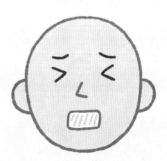

口が乾燥する

貧血が疑われる状態
造血作用のある食事を

　唇の粘膜は薄いため、血液の色によって見た目の色が変わります。健康状態をみるバロメーターのひとつといえるでしょう。健康な人の唇は明るいピンク色、または赤い色です。一方、唇が白っぽいのは血液の赤みが薄いということ。貧血があり、赤血球に含まれるヘモグロビンが不足しているのかもしれません。貧血があると、だるさや息切れなどの症状が出ることもありますが、それらの症状がなくても貧血であることは十分に考えられます。

口の中が渇いているときは
胃腸もうるおいが不足

　唾液が少ない状態です。唾液には、食べものを飲み込みやすくしたり、でんぷんを分解する消化酵素が含まれているので、少ないと消化も悪くなります。また殺菌作用もあるので、口腔内の雑菌が増え、口臭が強くなることも。口の中の乾燥は胃腸の働きが低下している可能性もあります。

対策 ‥‥‥‥‥‥‥‥‥‥‥‥‥‥

- **体がうるおう食材をとる→P59**
- **睡眠をしっかりとる**

対策 ‥‥‥‥‥‥‥‥‥‥‥‥‥‥

- **鉄分の多い食材をとる→P68**
- **胃腸の働きを助ける食材を
　とる→P187**

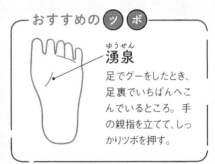

おすすめの ツ ボ

湧泉（ゆうせん）

足でグーをしたとき、足裏でいちばんへこんでいるところ。手の親指を立てて、しっかりツボを押す。

75

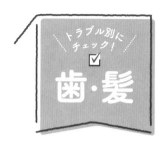

老化を左右する「腎」に関係

　歯と髪は腎の働きと関わりが深い部分です。腎の働きが低下すると髪がパサついたり、歯のトラブルが起こりやすくなります。中医学において髪は「血余」といわれ、血の一部と考えられています。血が十分にあり、血行もよい状態であれば、髪にもツヤが出てうるおいのある丈夫な髪質になりますが、血が少ないと髪は乾燥したり、細くなったり、白髪の原因にもなります。また、歯は骨の一部と考えられており、歯が丈夫であれば骨も丈夫だと予想されます。

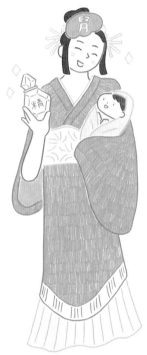

恐ろし〜

わたしが弱ると、
いわゆる老化現象が
一気に進むのよ〜

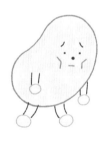
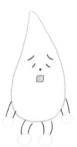

Advice

腎精をチャージしよう

　歯と髪を健康に保つには、腎を補う生活をしましょう。腎は生命活動のエネルギー源である「精」をためる場所で、成長や発育、生殖をつかさどっています。食事の面では、体を温める食材をとること。また、腎が弱いと水分のコントロールが停滞し、むくみを生じやすいので、適度な運動も大切です。ストレスや睡眠不足も腎を弱くするので、リラックスを心がけましょう。

腎を補う食材

- カシューナッツ　・松の実
- くこの実　・栗　・えび
- 鶏レバー　・黒米　・黒豆
- 枝豆　・ブロッコリー
- プルーン　・ブルーベリー
- ひじきや、のりなどの海藻類

Troubles

歯がぐらぐらする

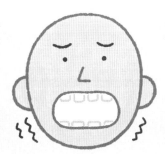

腎が弱っている証拠
冷えに注意して腎を養う

　年齢を重ねると、歯がぐらぐらして抜けてしまうことがあります。これは腎が弱っているためです。腎は成長や発育に関わる場所なので、弱くなると骨や歯の成長に影響します。腎が弱くなる原因のひとつには、冷えがあります。とくに下半身は冷えやすいので、冬は入念な防寒対策が必要です。夏もエアコンで体が知らないうちに冷えている可能性があるので注意しましょう。夜ふかしや運動不足も腎の働きの妨げになります。

対策 ....

・精を補う豆類やナッツを食べる

・性欲をつつしむ

・早めに寝る

・下半身を冷やさないようにする→**P94**

歯茎のはれ・出血

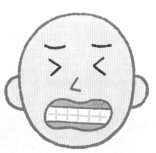

脾胃が弱くなることで
引き起こされる炎症

　歯茎が赤く腫れるのは、熱によって血管が充血しているためですが、熱を持つのは２つのパターンがあります。ひとつは細菌やウイルスと闘っていることによる熱（実熱）。もうひとつは体が衰えて体液が減り、体温を抑えられずに出る微熱です（虚熱）。後者は過労や加齢が影響します。出血は歯肉炎が原因となって起こるほか、脾胃の働きの低下による栄養不足で歯茎の粘膜が弱くなって起こることもあります。

対策 ....

・実熱は辛いものや濃厚な食事を控える

・虚熱は補陰、補血の食材をとる

・よく使う漢方薬は実熱には黄連解毒湯、虚熱には六味丸

・うるおいを補うものを食べる。レバーやほうれんそうなど

＊対策でご紹介している漢方薬は、あくまでも一例です。服用の際は必ず漢方薬に精通した専門家のアドバイスに従ってください。

髪がパサパサ 細くなった

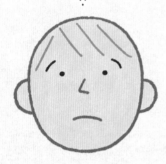

女性ホルモンの減少や 血虚（けっきょ）などが原因に

　髪の状態には女性ホルモンが関係しているため、年齢を重ねると、若いころよりも髪は細くなってきます。これは自然な老化現象なので心配はありません。一方、若いのに髪が細くなったりパサパサになるのは、血（けつ）の不足や腎（じん）の衰えによるものと考えられます。ストレスや睡眠不足など、生活習慣の乱れは性ホルモンの分泌に影響するので気をつけたいところです。日常生活を整えることが大切です。

> 対策 ‥‥‥‥‥‥‥‥‥‥‥‥‥‥

- 睡眠をしっかりとって 規則正しい生活をする
- 栄養バランスのよい食生活を心がける
- 肝（かん）や腎（じん）を補う食材をとる→P185

抜け毛が多い

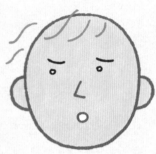

血（けつ）が不足すると 抜け毛の量が増える

　髪は毎日70〜80本ほど生え変わるもの。ある程度の量なら心配ありませんが、ごっそり抜ける場合、とくに細くて短い髪が抜ける場合は要注意。肝と腎の働きが弱くなり、血（けつ）が不足している状態です。ストレスや疲労が多いと、若はげや円形脱毛症になることも。

> 対策 ‥‥‥‥‥‥‥‥‥‥‥‥‥‥

- ツボを押しながら頭皮をマッサージする
- ストレス解消を心がける

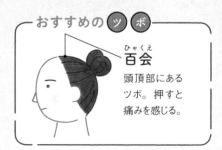

おすすめの ツ ボ

百会（ひゃくえ）
頭頂部にあるツボ。押すと痛みを感じる。

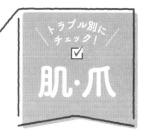

さまざまな内臓のトラブルがあらわれる

　肌は「内臓の鏡」ともいわれ、内臓の健康状態があらわれると考えられています。しみは瘀血、しわは陰虚や血虚、肌色が悪いのは血虚や瘀血が原因であることが多いです。また、肺との関わりが深く、肺を支える脾、腎からの影響も受けます。そして、爪は皮膚の一部が硬くなったもの。半透明なので、下の皮膚や血管が透けて見えます。1か月で3〜4mm伸びるので、爪の状態から過去の健康状態がわかります。

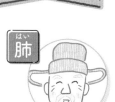

わしが元気なら肌もみずみずしいはずじゃ

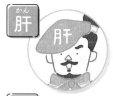

肌トラブルは血虚や瘀血が関係する。拙者の責任だ…

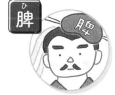

いや、でもオレが弱っていたら血の原料はつくり出せないわけで…

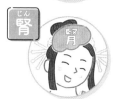

そもそも、わたしが弱ったらアウトよ

\ **Advice** /

肌・爪は外からよりも内側から整える

　肌は内臓の状態を反映しています。乾燥している肌にクリームなどで外側から保湿しても、根本的な解決には至らないでしょう。生活習慣や食事の改善によって、内側の状態をよくしていきましょう。肌と関わりの深い肺は、新鮮な空気をたっぷり吸い込むことで丈夫になります。適度な運動で体を動かしましょう。大根やゆり根、梨、いかなど色の白い食べものは、うるおいを補う働きがあります。

クマができる

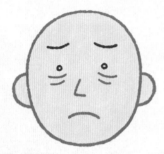

瘀血（おけつ）と腎（じん）の衰えが
深いクマを引き起こす

目の下にクマができる原因は主に2つです。ひとつは、睡眠不足や過度の飲酒、喫煙などの生活習慣の乱れ、冷えなどが原因で瘀血（おけつ）となり、血の巡りの滞り。2つめは腎（けつ）の衰え。瘀血（おけつ）と同じ要因に加え、ホルモンバランスの崩れなどから腎（じん）が弱り、肌がくすんだり黒ずんだりします。

対策 ·······················

- 黒ごま、黒米、黒豆など、腎（じん）を強化し、血行を促す黒い食材を食べる

- 早寝を心がける

- 食べすぎや飲みすぎに注意

おすすめの ツ ボ

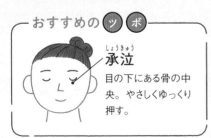

承泣（しょうきゅう）
目の下にある骨の中央。やさしくゆっくり押す。

くすみ・しみ・そばかす

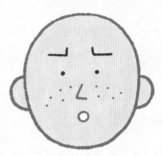

血（けつ）の巡りが滞ると
肌がくすみがちに

肝（かん）が衰えていると、しみやくすみができやすいです。しみは、紫外線に当たりメラニン色素が活性化されると増えますが、肝（かん）の不調があると新陳代謝が悪くなるため、しみができやすくなります。また、肝（かん）が弱い状態では血（けつ）の浄化が十分に行われず、老廃物が残ってしまいます。そのために肌がくすんで見えることがあります。冷えや運動不足で血行がよくない人、月経不順の人も肌がくすんで見えがちです。

対策 ·······················

- 血（けつ）をつくる食材を食べる

- 良質な睡眠を心がける

- 体を温める→P94

血（けつ）をつくる食材

- 黒豆　・枝豆　・かき　・ひじき
- 鯖　・すずき　・たこ　・まぐろ

Troubles

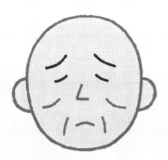

肌のたるみ

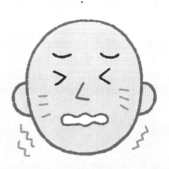

肌の乾燥

筋力の低下によって顔の輪郭がぼやけてくる

　年齢を重ね、腎や脾の機能が低下することでたるみが生じます。脾の働きが弱くなると栄養がとれずに筋力が低下し、皮膚と皮下脂肪を支えることができなくなるからです。さらに、腎が弱くなると水分の保持・コントロールがうまくいかなくなって、肌のうるおいやハリが失われます。その結果、顔全体の輪郭がぼんやりしたり、頬がたるんでほうれい線が目立つようになります。これまでは引き締まっていた毛穴もたるみ、目立つようになります。

保水力の低下が主な原因肺が弱い人も気をつけて

　肌の乾燥の原因はいくつかありますが、ひとつの原因として老化が考えられます。老化により腎の働きが衰えると水分代謝の機能が低下、肌の保水力も低下して乾燥することが多いのです。また、中医学では肌は肺の管轄。肺は呼吸だけでなく、体液のバランス、発汗や体温の調整にも関与しているので、肺が弱い人は肌が乾燥しやすくなります。みずみずしい肌を保つには肺を丈夫にすることが大切です。

対策 ・・・・・・・・・・・・・・・・・・・・

・ マッサージで余分な水分を流す
・ 体を温めるものを食べる→P184

対策 ・・・・・・・・・・・・・・・・・・・・

・ 肺をうるおす性質のある、白い食材をとる。
　豆腐、豆乳、白菜、大根、じゃがいも、れんこん、白きくらげ、白ごまなど

ニキビができる

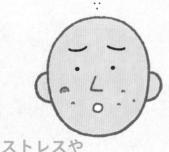

ストレスや
食生活の乱れが原因

　ニキビや吹き出ものの原因は、過剰に分泌した皮脂が毛穴につまり、細菌が侵入して炎症を起こすことです。若い人に多いですが、年齢を重ねてもできます。ストレスや疲労、睡眠不足、食生活の乱れが皮脂の分泌を多くします。皮脂自体は肌のうるおいを保つために必要ですが、過剰に分泌されるのはよくありません。ニキビができやすい人は、胃腸の働きが弱って便秘や下痢がちなことも多いです。

対策 ....

・ 脂肪や甘味の多い食べ物はさける
・ 適度な運動や良質な睡眠を心がける

おすすめの ツ ボ

手三里
て さん り

ひじを曲げたときにできる腕の外側のしわから、親指に向かって指3本分ほど離れた位置を押す。

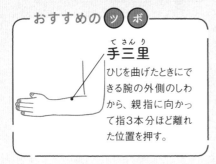

爪が割れる・
二枚爪

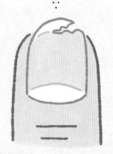

血が不足していると
けつ
丈夫な爪をつくれない

　爪のトラブルは、血虚による栄養不足が原因であることが多いです。血は肝の影響を受けます。肝は血をきれいにし、必要な栄養素を全身に運ぶ役割を担っていますが、肝が弱くなると老廃物が残り、よい血がつくられず、爪に十分な栄養が行きわたりません。それで割れたり二枚爪になったりしやすいのです。ちなみに、爪に縦じわが入るのはうるおい不足で乾燥している証拠。横じわが入っているのは、大病やストレスにより過去に爪への栄養不足があったことを示しています。

対策 ....

・ 血を増やす食材（かきや、レバーなど）
　を加熱して食べる

第3章

養生法の
基本

養生とは心身を整える生活方法。
深呼吸、入浴のしかたなど、日々行いたい養生法を
具体的に紹介します。

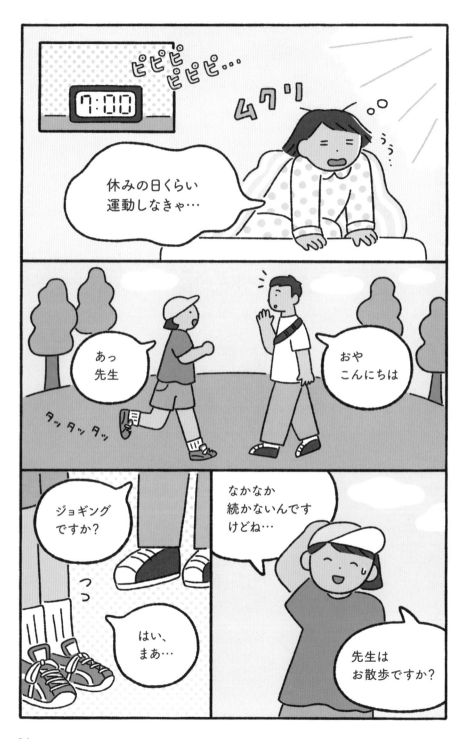

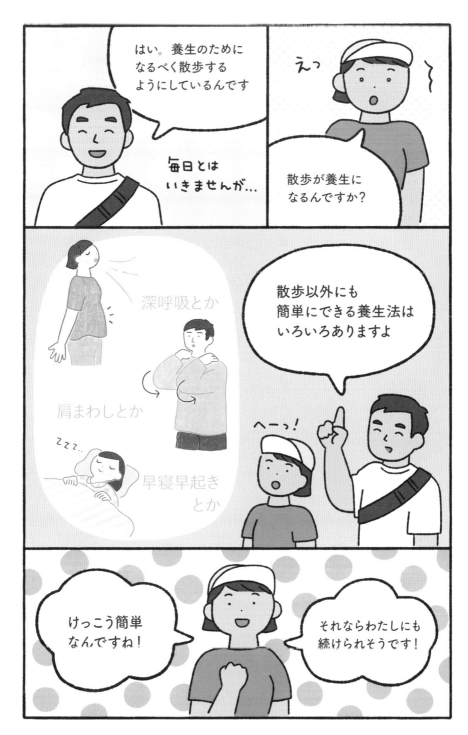

養生生活のすすめ

季節の変化や体質、体調にあわせた食生活や生活習慣で、病気を予防する。
それが養生です。できることから始めましょう。

養生とは？

疲れがとれない、軽い頭痛、むくんでいるなど、病気というほどではないけれど、なんとなくすっきりしない体の不調。そのような不調を中医学では未病といいますが、毎日の食事や生活習慣によって未病を防ぎ、病気になる前に対策をとることを「養生」といいます。養生とは「備える生きかた」であり「今とこれからを快適に暮らすための方法」。病気になってから治療するのではなく、病気になる前から予防しようというのが養生です。

食 健康も不健康も食べものがつくり出しています。「何を食べるか」はとても大切です。

眠 睡眠は脳と体を休める大切な時間。体と心を整えるには、しっかり眠ることから。

動 体を正常に動かすために、適度な運動をして「気」の巡りをよくしましょう。

「がんばらない」ことも養生のうち

完璧にこなそうとしてがんばりすぎると、疲れもたまってイライラし、よい判断ができなくなります。そのようなときは体を休めたほうがよいのですが、そうなる前に休みたいもの。睡眠時間や休みを優先した予定を組み、仕事は無理をしない範囲で。しっかり休むことで精神的にも安定し、その結果、仕事も楽しくなり充実します。

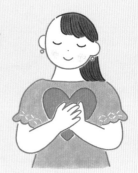

養生の心得

その1

できることから始めよう

養生とは禁止をつくるものではなく、好きなものを好きなときに食べても、好きなことを好きなときにしても、びくともしない体と心をつくることです。深呼吸や足ぶみなど、自分にできそうなこと、続けられそうなことを取り入れてみましょう。

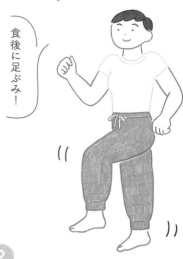

食後に足ぶみ！

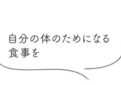

自分の体のためになる食事を

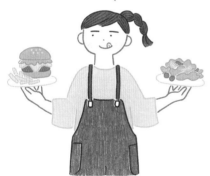

その2

体は食べたものでつくられている

私たちの体は、食べたものからつくられています。体を動かす筋肉も、内臓も、髪の毛一本も、食べなければ健康につくられません。まさに食べることは生きること。健康的な食べものを食べるからこそ体は正常に動き、生きていけるのです。

その3

春と夏は陽気を養い、秋と冬は陰気を養う

養生の基本は自然とともにあり、次に起こる不調を予防すること。中医学には「春夏養陽」「秋冬養陰」という言葉があります。春夏には陽（エネルギー）を補って秋冬の寒さに備え、秋冬は陰（栄養やうるおい）を補って暖かくなる春に備える、という教えです。

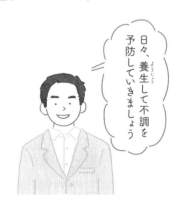

日々、養生して不調を予防していきましょう

87

まずは正しい姿勢で生活しましょう

正しい姿勢でいることは、正しい呼吸をするためにも大切なものです。気をゆるめると猫背になりがちなので、こまめに鏡やガラスに映った自分の姿を見てチェックしましょう。正しい姿勢は、あごを引き、胸を上に引き上げるようなイメージ。猫背は、胸が圧迫されて閉じてしまうため、大きくふくらむことができず呼吸が浅くなります。正しい姿勢は呼吸も楽になるのがわかるでしょう。

> ● こんなときに ●
> 仕事中や食事中などは、気を抜いていると猫背になってしまいます。日ごろから背筋を意識して生活しましょう。歩くときもなるべくあごを引き、胸を張って歩けるといいですね。

効果
・気の通り道が正常になる
・呼吸が楽になる
・気持ちが整う

正しい姿勢は気の流れを正常にする

正しい姿勢をとっていると、自然の「気（空気）」を体の奥までしっかりと引き込むための道筋がつくられます。その道筋が正しい呼吸につながるので、まずは正しい姿勢を意識しましょう。

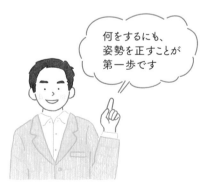

何をするにも、姿勢を正すことが第一歩です

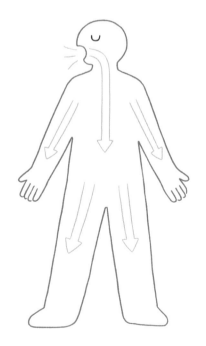

正しい姿勢のつくりかた

いすに腰かけ息を吐ききる

背もたれに寄りかからないように浅く腰かけ、そのまま息を吐きます。吐ききったと思ったところからさらに吐き、吐ききります。

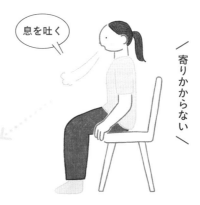

息を吐く

寄りかからない

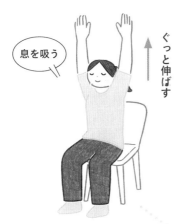

息を吸う

ぐっと伸ばす

息を吸いながら両腕を上げる

今度は息をゆっくりと吸いながら、両手を上に伸ばします。天井に触れるような気持ちで精いっぱい伸ばしましょう。

息を吐きながら体を前に倒す

伸ばしきったら、息を吐きながら体を前に倒します。上半身が床と平行になるくらいまでしっかりと倒し、顔を起こします。

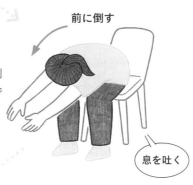

前に倒す

息を吐く

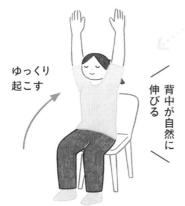

ゆっくり起こす

背中が自然に伸びる

顔を上げてゆっくり上体を起こす

最後に両手をもう一度上げながら、ゆっくりと上体を起こします。背筋が伸びて、背骨が適度なカーブを描いた正しい姿勢になります。

深呼吸はあらゆる不調を
やわらげてくれます

中医学では呼吸をとても大切にします。呼吸によって自然の大気に満ちているエネルギーを体内にとり込み、自らのエネルギーの一部に変換していると考えるからです。とくに深呼吸は、大気中のエネルギーを体内に充満させる効果があります。ストレスを感じたとき、緊張したときは、いったん落ち着いて深呼吸をしましょう。細胞も呼吸をしているので、酸素が届かず二酸化炭素がきちんと回収されないと、どんどん老化してしまいます。いつまでも若々しく、健康でいるためにも、呼吸はとても大切なのです。

● こんなときに ●

朝起きたとき、お昼休み、夜寝る前と、最低でも1日3回は大きく深呼吸しましょう。疲れを感じたとき、気持ちを切り替えたいときにもおすすめです。

効 果

・イライラした気持ちが落ち着く
・緊張や不安がやわらぐ
・気の巡りが整う
・リラックスできる

「気滞(きたい)」って何？

気滞(きたい)とは、気(き)の流れが滞ってしまっている状態をあらわす、中医学独特の概念です。気というのは心身を健康に保つためのエネルギーそのもの。気(き)が全身に巡らなくなると、精神が不安定になり、イライラしたり、落ち込みやすくなったりすることも。また、頭痛やおなかの張りなどのトラブルがあらわれることもあります。

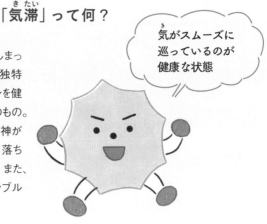

気がスムーズに巡っているのが健康な状態

90

深呼吸のやりかた

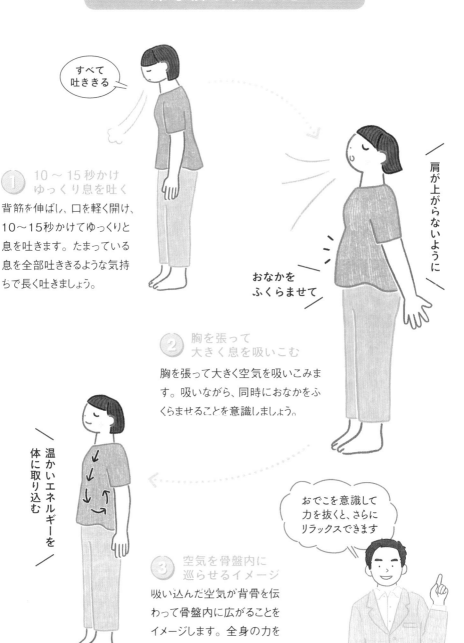

すべて
吐ききる

① 10 ～ 15 秒かけ
ゆっくり息を吐く

背筋を伸ばし、口を軽く開け、
10～15秒かけてゆっくりと
息を吐きます。たまっている
息を全部吐ききるような気持
ちで長く吐きましょう。

肩が上がらないように

おなかを
ふくらませて

② 胸を張って
大きく息を吸いこむ

胸を張って大きく空気を吸いこみま
す。吸いながら、同時におなかをふ
くらませることを意識しましょう。

温かいエネルギーを
体に取り込む

おでこを意識して
力を抜くと、さらに
リラックスできます

③ 空気を骨盤内に
巡らせるイメージ

吸い込んだ空気が背骨を伝
わって骨盤内に広がることを
イメージします。全身の力を
抜いてリラックスしましょう。

91

肩まわしと足ぶみで
血を巡らせてください

中医学では多くの体の不調は、体内の滞りが原因だと考えます。顔色が悪い、しみやそばかす、肩こり、冷え性などは血(けつ)の巡りが滞っているためにみられる症状です。とくに肩まわりの筋肉は、2本の腕を支えるために常に負荷がかかっているため、血流が滞って脳に酸素やエネルギーが流れにくく、不調があらわれやすくなります。肩まわしと足ぶみで、血流をよくしましょう。

● こんなときに ●

手足の冷えが気になるときや、肩がこっているとき、運動不足だと感じているがなかなか運動する時間がとれないときにおすすめです。腰痛、月経痛がつらいときにも実践してください。

効果

- 血(けつ)の巡りが整う
- 体が温まる
- 固まったこりがほぐれる
- 肩こり、腰痛の解消

食後の足ぶみは
血(けつ)の流れを分散させてくれる

食後は消化活動のために血液が胃腸に集中し、その後に全身に分散していきます。本当は散歩ができるといいのですが、食後にゆっくりと足ぶみをするだけでも、その働きを助けて血(けつ)の巡りがよくなります。足ぶみも難しいときは、かかとを上げ下げするだけでも効果がありますよ。

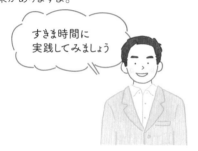

すきま時間に
実践してみましょう

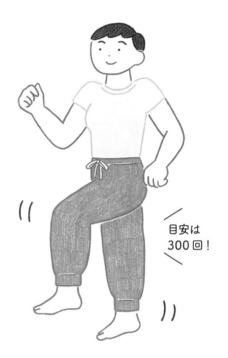

目安は
300回！

肩まわしのやりかた

1 肩に指先をつける

右肩には右手の指先、左肩には左手の指
先をつけます。

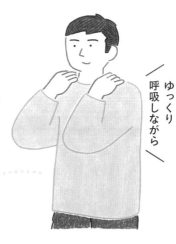

ゆっくり
呼吸しながら

ひじを
大きくまわす

前まわし

**2 ひじで円を描くように
10回まわす**

指先をつけたまま、ひじで円を描くように前
に10回まわします。なるべくひじが遠くを通
るようにまわしましょう。

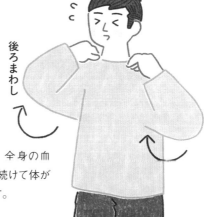

後ろまわし

**3 反対向きに
10回まわす**

次に、後ろに10回まわします。全身の血
流がよくなるので、同じ姿勢を続けて体が
固まっているときにおすすめです。

とにかく体を
冷やさないことが大切

冷え性の人は肌の露出を減らして、常に温かい服装にすることを心がけましょう。とくに首、手首、足首は出さないこと。足はストッキングやレギンスなどをはいて、生足でいることのないようにし、

靴下はくるぶしをすっぽりとおおう長さのものを選びます。レッグウォーマーも便利です。夏でも首には薄手のストールを巻き、軽くはおれるカーディガンで冷房から体を守りましょう。

おすすめの **あたたかファッション**

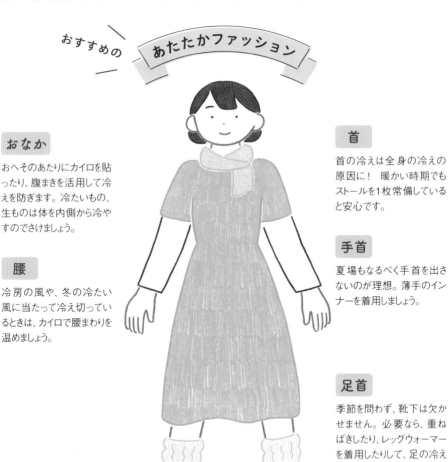

おなか
おへそのあたりにカイロを貼ったり、腹まきを活用して冷えを防ぎます。冷たいもの、生ものは体を内側から冷やすのでさけましょう。

腰
冷房の風や、冬の冷たい風に当たって冷え切っているときは、カイロで腰まわりを温めましょう。

首
首の冷えは全身の冷えの原因に！ 暖かい時期でもストールを1枚常備していると安心です。

手首
夏場もなるべく手首を出さないのが理想。薄手のインナーを着用しましょう。

足首
季節を問わず、靴下は欠かせません。必要なら、重ねばきしたり、レッグウォーマーを着用したりして、足の冷えを防いでください。

体を冷やさないコツ

朝は温かい食事を

起床時は一日のうちでも体温が低い時間帯です。朝食はおかゆやスープ、みそ汁など温かいメニューで体を内側から温めましょう。温かい食べものを体内に入れると、血流が巡りやすくなり、代謝もアップ。とくにおかゆは、中国では胃腸をきれいにして浄化する薬膳といわれています。

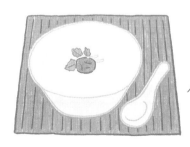

体内から温める

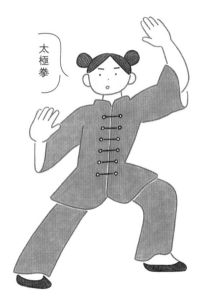

太極拳

ヨガや太極拳など　気の巡りがよくなる運動を

汗をかくような激しい運動は、体を疲れさせてしまい、結果として冷えにつながってしまうことも。それよりも、ヨガや太極拳など、呼吸と連動したような運動がおすすめです。呼吸しながら運動することで、体のすみずみまで気が巡るようになります。

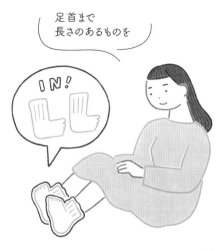

足首まで長さのあるものを

IN!

夏でも靴下を重ねばき

夏に冷え対策をしっかりすることが、冬の冷えを防ぎます。おすすめは5本指ソックス。足の指1本1本をおおうことができ、保温性がよいのに湿気がこもらず、血の巡りがよくなります。さらにその上から普通の靴下を重ねばきすれば、ポカポカです。

お風呂に入って リラックス効果を高めましょう

一日の終わりはお風呂に入って疲れをとる人も多いでしょう。中医学でも、お風呂は冷えの解消やリラックス効果があると考えています。寒い時期はもちろん、夏の冷房で冷えた体を温めるためにも、湯ぶねの湯につかって温まりましょう。熱すぎる湯は皮脂を落としすぎて肌が乾燥し、大量の汗で必要以上のうるおいが失われてしまいます。ちょっとぬるめの湯にゆったりと入りましょう。

● こんなときに ●

疲労がたまっているとき、体が冷えているときはもちろんですが、気持ちが落ち込んでしまっているときや、反対にイライラと熱がこもってしまっているときにも入浴がおすすめです。

入浴は体だけでなく 心の養生にもつながる

温かい湯につかる入浴は、血行をよくしたり汚れを洗い落としたりするなど体のためだけでなく、心の緊張もほぐれるひとときです。浮力により筋肉がほぐれ、よい香りの入浴剤を入れれば、よりリラックスできます。疲労回復やストレス発散など、心の養生のためにもぜひ入浴を。

 効 果

・体が温まる
・血の巡りがよくなる
・発汗、利尿作用が高まる
・新陳代謝が活発になる
・体のこりがほぐれる
・緊張がほぐれる
・ストレスが発散できる

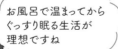
お風呂で温まってから
ぐっすり眠る生活が
理想ですね

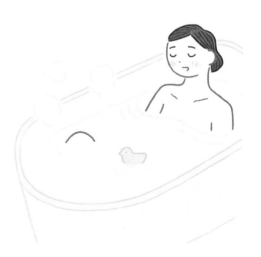

理想の入浴の方法

適温は 38 ～ 40℃

リラックスする湯の温度は38～40℃。ちょっとぬるめの湯のほうが疲労回復に効果的です。ただし、とても疲れているときに長時間入浴してダラダラと汗をかくと、発汗によってますます疲労が増してしまいます。あまり長湯せず、短めの入浴を心がけましょう。

目安は15～20分

冷たい飲みもので体を冷やさないように！

入浴後 30 分～１時間 冷ましてから寝る

入浴後すぐは体温が上がっているので、布団に入ってもなかなか寝つくことができません。30分～1時間くらいはゆったりと過ごし、体の熱を冷ましてから布団に入りましょう。

湯ぶねにつかれないときは 足湯をするだけでも効果あり！

疲れていて湯をためるのがめんどう、というときは、洗面器で足湯をするだけでもOK。バスタオルを敷いて洗面器を置き、やや熱めの湯をはります。くるぶしまでつかっていると、10～15分ほどで体が温まってきます。

アロマオイルを数滴たらすのもおすすめ

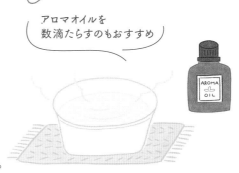

AROMA OIL

97

眠ることは心身を整える基本中の基本です

人は睡眠中、記憶のなかの必要なものを残し、不要なものを消去しています。また、傷ついた細胞を修復したり新しく成長させたりしています。中医学では、血は全身に栄養を届け、精神の安定にも必要なものであり、日中は全身を巡り、夜は肝に戻って浄化されると考えています。ですから、よい睡眠が得られないと血は肝に戻れないまま汚れていき、体に悪影響を及ぼします。睡眠は健康づくりの基本です。

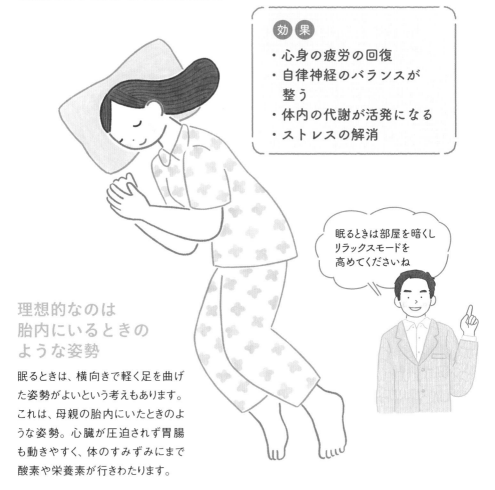

> 効果
> ・心身の疲労の回復
> ・自律神経のバランスが
> 　整う
> ・体内の代謝が活発になる
> ・ストレスの解消

眠るときは部屋を暗くしリラックスモードを高めてくださいね

理想的なのは胎内にいるときのような姿勢

眠るときは、横向きで軽く足を曲げた姿勢がよいという考えもあります。これは、母親の胎内にいたときのような姿勢。心臓が圧迫されず胃腸も動きやすく、体のすみずみにまで酸素や栄養素が行きわたります。

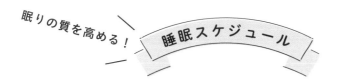

眠りの質を高める！ 睡眠スケジュール

| 20:00 | 食事 | 睡眠中に胃腸が働いていると眠りが妨げられ、睡眠の質が落ちてしまいます。就寝時間の3時間前までには夕食をすませましょう。 |

| 21:00 | 入浴 | できれば湯につかる入浴をして、心身の疲れをとりましょう。少しぬるめの湯に入るのがよい睡眠を得るコツです。入浴は、寝る時間の1時間前までにすませましょう。 |

| 23:00 | 睡眠 | 理想は、毎日午後11時までに眠れること。忙しくて難しいという人も、休みの日だけでも午後11時までの入眠を心がけてみてください。眠りの時間を知らせるホルモンは、起床してから14〜15時間後に分泌が始まり、さらに2〜3時間たつとピークを迎えます。つまり、朝6時に起きれば午後11時には眠くなる、ということです。 |

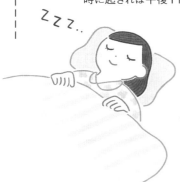

ZZZ..

肝と胆を養生する時間

血を蓄え浄化する働きをする肝と、それを補佐する胆。睡眠中、この2つ臓器がよく働く時間帯の午後11時〜午前3時にしっかり眠り、養生することが健康維持の秘訣です。

| 6:00 | 起床 | |

早寝するには、まずは早起きすることです。十分な睡眠時間を確保できるようになれば、朝もすっきりと起きられるはず。睡眠のリズムが狂わないように、休みの日もなるべくいつもと同じ時間に起きるのが理想です。

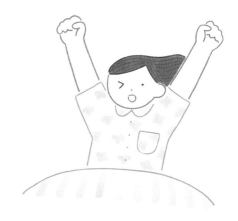

ストレスを感じたときは
自然に触れてみて

ストレスは可能なかぎりさけたいものですが、現代社会では難しいでしょう。そこでストレス発散が必要になりますが、他人も自分も傷つけないポジティブな方法を見つけて発散させましょう。体が動くときは、ぜひ自然に触れてみてください。次ページでおすすめする自然に触れるリラックス方法は、五行説（→P24）をベースにしたものです。ほかにも、友達と話す、節度の範囲内での買いものをする、大きく伸びをする、空を見上げる、力を抜く、体を動かす、写経や瞑想をするなど、自分に合った健全な方法で、ストレスを発散させましょう。

● こんなときに ●
イライラしているときや、ショックなことがあったとき、大きな不安を感じているときなど、心になんらかの負担がかかっているときに。自然に触れて少しでも心の負担を軽くしていきましょう。

効 果
・心が落ち着く
・気の巡りが整う
・モヤモヤした
　気持ちが晴れる

散歩の習慣をつけましょう

中医学の観点では「気」はエネルギー。気が体内をスムーズに巡ることで、すみずみにまでエネルギーが行きわたり、心身が安定します。気を巡らせるには、全身の力を抜いてゆったりと散歩することが有効です。中医学の古典にも、「気の運行を促すには、朝起きて庭をゆったりと散歩するのがよい」と書かれています。息がつまるような状況のときは、自然を感じながら散歩をしてみてください。

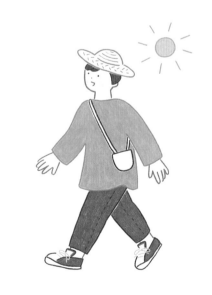

おすすめのリラックス方法

思い悩んだときは
木に触れる

木には石や金属とは異なるぬくもりがあります。人間関係、将来、仕事……思い悩んだときは木に触れて、自然のエネルギーを感じてみましょう。

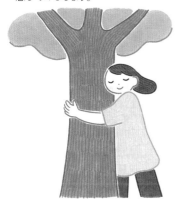

悲しいときは
ろうそくの火を見る

ろうそくの火や、コトコトと煮える鍋の火を見つめます。悲しみの感情は五行の「金（きん）」と関係しています。ですから金属を溶かす火のエネルギーに触れるのがよいのです。

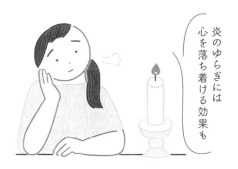

炎のゆらぎには心を落ち着ける効果も

ドキドキが止まらないときは
水に触れる

火が暴れるようにドキドキする気持ちは、水に触れることで落ち着きます。池や噴水などの水を触ったり、水のある景色を眺めてみたりしましょう。

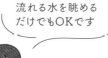

流れる水を眺めるだけでもOKです

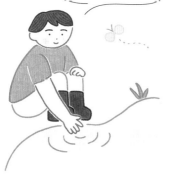

恐怖心が強いときは
土を触る

恐怖心や不安な気持ちは、土に触れることでやわらぎます。庭や公園などの土に触れ、安らげる時間をつくりましょう。

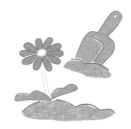

怒りがおさまらないときは
アクセサリーを身につける

怒っているときは、石や金属のアクセサリーを。怒りの感情と関係するのは「木」。そこで、木を切ることができる金属のエネルギーに触れるのが効果的です。

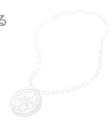

朝の一杯の白湯が
内臓を活性化させてくれます

人は、睡眠中は体温が下がっていて、朝起きるころにまた上がってきます。朝起きたときに冷たいものをとると、血行が悪くなってしまうので、朝一番は温かい白湯を飲みましょう。10分くらいかけて、少しずつ飲むようにすると、内臓温度が上がって代謝もアップします。ただし、体に余分な水分がたまっている「痰湿（たんしつ）」タイプの人など、なかには白湯が体にあわない人もいます。白湯を飲んだときに、心地よいと感じるかどうかを大切にしましょう。

● こんなときに ●
朝、起きるのがつらいときや手足が冷えるとき、おなかの張りや便秘が気になるときなどに。ダイエットやデトックスにも効果的だといわれています。

・体が温まる
・便秘が解消される
・代謝が活性化する

白湯の味で体調チェック

白湯を飲んだとき、日によって味が違うように感じられることがあります。
白湯の味の違いで、ちょっとした体調チェックをすることができますよ。

苦いとき
寝不足やストレス、偏食などが原因で胃酸の分泌が多くなっている可能性が考えられます。

甘いとき
消化を担う脾（ひ）の働きが低下していると、白湯も甘く感じることがあります。むくみやすくなっていることも。

すっぱいとき
ストレス過多で肝に熱（かんねつ）がこもっているか、夜遅くに肉をたくさん食べる習慣が原因となっている可能性が。

しょっぱいとき
加齢や過労、病中病後で体が弱り、腎（じん）が弱っているときなどにしょっぱく感じることがあります。

白湯のつくりかた

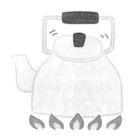

すぐに飲む1杯分
だけわかします

① やかんに水を入れ ふっとうさせる

やかんにきれいな水を入れて強火にかけ、沸騰させます。

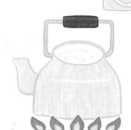

風のエネルギーを
取り入れます

② ふたを外して 10〜15分わかし続ける

沸騰したらふたを外してそのまま10〜15分わかし続け、不純物をとばします。換気扇を回しておきましょう。

わかす時間がないときは
水をレンジで温める
だけでも大丈夫ですよ

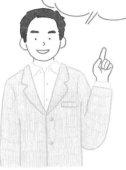

10分くらいかけて
ゆっくり飲んで

③ 火を止めて冷ます

やかんを火からおろし、冷ましてからいただきましょう。50℃くらいが飲むために適した温度です。

体を冷やす飲みものに注意しましょう

　季節を問わず水分補給はとても大切ですが、飲みかたには注意が必要です。暑い夏はとくに、氷をたっぷりと入れた飲みものや、冷たい食べものを口にすることが増えますね。そのときは体が冷えて心地よいのですが、体はそのたびに体温を36℃くらいに戻そうと、エネルギーを消費します。それが消化力の低下、疲労などにつながり、夏バテを起こす原因になるのです。暑い時期でも、体温よりも温かいものを飲んで軽く汗をかいたほうが、体はすっきりします。それでもどうしても冷たいものを飲むときは、せめて氷は抜いてくださいね。

注意

水はたくさん飲めばいいものではない

水分のとりすぎは、むくみやだるさ、食欲不振、めまいなどのもとになります。ペットボトルの飲みものはコップに入れて、ひと口ずつ飲むとよいでしょう。

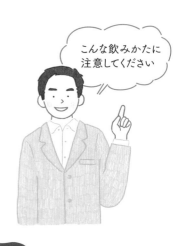

こんな飲みかたに注意してください

注意

漢方薬を飲むときは白湯か水で

薬はコップ1杯程度の白湯か水で飲むのが正解です。コーヒーや牛乳、ジュースなどで飲むと、薬の効き目や副作用が強く出たり、成分が溶けにくくなったりするおそれがあります。

注意

お酒とはほどほどに付き合おう

お酒を毎日飲むという人は、肝臓に負担をかけないよう、少量にとどめておきましょう。また、ビールをはじめ、冷たい飲みものは胃腸を冷やすので注意が必要です。

養生におすすめ 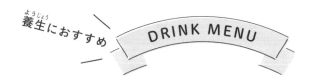 DRINK MENU

緑茶 Green tea

怒りでカッとなっているときや、使いすぎた脳をクールダウンさせ
たいときは、緑茶がおすすめ。緑茶には熱を冷ます効果があり
ます。また、緑茶の苦みは不要なものを排出してくれます。ただし、
涼性なので冷え性の人は注意してください。

ほうじ茶 Roasted green tea

ほうじ茶には、気や血を補う働きがあります。疲れや冷えがつら
いとき、うまく汗をかけないときなどは、ほうじ茶を飲みましょう。ま
た、血が不足すると爪が弱ることがあります。そんなときも、ほう
じ茶がおすすめです。

コーヒー Coffee

中医学では、よい香りにはリラックス効果があると考えます。コ
ーヒーには気分を落ち着ける作用、頭をすっきりさせる作用、利
尿作用、お酒の毒を抜く作用があります。五性では温に属して
いるので、適量なら体を冷やすことはありません。

ジャスミン茶 Jasmine tea

ストレスを感じたとき、おすすめなのはハーブなどのよい香りをか
ぐこと。よい香りをかぐと一瞬その香りに気をとられますが、それ
が大事なのです。ストレスについて考えない時間を少しでもとる
ことで、徐々にストレスから解放されます。

悩みすぎるのも考えもの
心に負担をかけてしまいます

中医学で鬱とは、体内のエネルギー（気）、栄養（血）、不要物（痰）、過剰な水分（湿）、こもった熱、食べすぎたものが、うっ滞した状態をいいます。つまり、心の問題だけではなく、体の中から原因をつくり出しているということ。

鬱対策で大切なのは、規則正しい生活、栄養バランスのよい食事、ストレスをため込まないようにすること。食事では、海藻類、パセリ、せり、パクチー、春菊など香りのよい野菜や、ハーブティーがおすすめです。

「気鬱質」の人は気持ちが落ち込みやすい!?

中医学では、悲観的・神経質・落ち込みやすいタイプの人を「気鬱質」といい、鬱になりやすい体質だと考えています。気鬱質の人は気分が晴れない、精神的に不安定、クヨクヨしがち、神経過敏のほか、痩せ型で悩んでいるような顔つき、イライラしやすく、心から楽しめないことが多い、という特徴もあります。

簡単セルフチェック ☑

- [ ] 雨の日は気分が晴れない
- [ ] 人を疑ってしまうことがある
- [ ] 人をうらやましく感じる
- [ ] 小さなことでも驚いてしまう
- [ ] 人の言動・行動が気になる
- [ ] 人前に出るのは緊張する
- [ ] 無気力になることがある

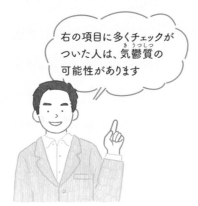

右の項目に多くチェックがついた人は、気鬱質の可能性があります

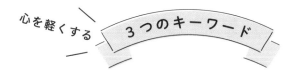

心を軽くする ３つのキーワード

1

ゆるめる

中医学では、気や血の流れが滞ることは体のトラブルのもとになると考えます。仕事中でも1時間に1回は休憩し、両手を上げて伸びをしたり、立ち上がって少し歩いたりするなど、少しでも体を動かして、気や血を巡らせましょう。

とにかく気負わない、考えすぎないことが大切ですよ

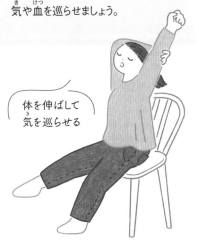

体を伸ばして気を巡らせる

2

ほめる

私たちは、がんばって朝起きて、がんばって仕事や学校へ行き、がんばってやるべきことをやっています。普通に生活しているだけでもこんなにがんばっているのですから、もっと自分をほめましょう。自分のすごいところを書く「ほめ日記」もおすすめです。よい言葉はどんどんよい影響を生み出しますよ。

3

逃げる

目の前に熊があらわれたら逃げるのと同じで、精神的につらくなったときや危機的状況に陥ったときは、逃げていいのです。つらさの感じかたは人それぞれ違い、他人は関係ありません。自分がつらいと思ったらつらいのですから、そこから逃げましょう。

カゼをひいたら
カゼのタイプを見分けましょう

中医学では、カゼは自然現象である風が、「風邪」という体に悪影響を及ぼす邪気に変化して体を襲った状態であると考えます。風邪には、ほかの邪気を伴って体調を悪くするという特徴と、風のように症状が変化しやすいという特徴があります。症状により、炎症を起こす「赤いカゼ」、寒けがする「青いカゼ」、空咳を伴う「乾いたカゼ」、下痢や軟便を伴う「湿ったカゼ」の4タイプがあります。ひいたカゼのタイプを見極め、相応の処置をすることが大切です。

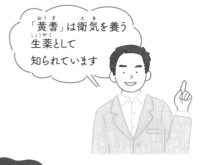

「黄耆」は衛気を養う生薬として知られています

注意
葛根湯は万能なカゼ薬ではない！

葛根湯を万能なカゼ薬だと思っている人が多いのではないでしょうか。たしかにカゼの症状によく効くイメージがありますが、葛根湯は体を温めて治す薬。寒けがする、肩や首がこわばっている、汗をかいていないなど、青いカゼのひき始めに適しています。のどが痛いとき、汗をかいているときなどには向いていないので注意してください。

注意
衛気が少ないとカゼをひきやすい！?

衛気とは、体表や粘膜をおおい、ウイルスや菌、花粉などの外敵や気温の変化、風などから体を守っているバリアのようなエネルギー（気）のこと。同じ環境でもカゼをひく人とひかない人がいるのは、この衛気が足りているかどうかによります。衛気は胃腸でつくられるので、油っこいもの、味の濃いもの、甘いもの、冷たいもののとりすぎには注意しましょう。

カゼの４つのタイプと特徴

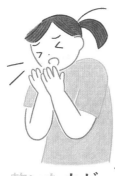

【 乾いた**カゼ** 】

乾いたカゼは、乾燥した空気（燥邪）が体内に入り込んだ状態。多くはカゼが長引いたときに見られ、空咳を伴います。少量の痰がからむ、口が渇く、皮膚が乾燥する、便秘などの症状があります。対策は、肺にうるおいを与えること。はちみつや梨を食べましょう。

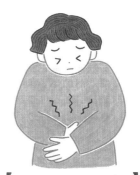

【 湿った**カゼ** 】

湿った風や湿気（湿邪）が体内に入り込んだ状態です。胃のむかつき、食欲不振、嘔吐、腹痛、下痢、鼻水、痰などの症状が見られます。対策は、余分な水分を排出しながら、胃腸の働きを整えること。しそ、みょうが、しょうがをきざんでおかゆやみそ汁に入れて食べましょう。

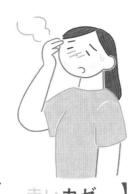

【 赤い**カゼ** 】

赤いカゼは熱が原因。余分な熱（熱邪）が体内に入り込んだ状態です。特徴は、熱っぽい、のどが痛い、鼻水が黄色く粘る、鼻の中が熱く乾燥感がある、口やのどが渇く、だるいなど。赤いカゼをひいたときはミントティーを飲むなど、熱を追い払い冷ます養生が大切です。

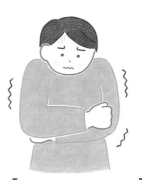

【 青い**カゼ** 】

青いカゼは、冷えや体の熱を奪うもの（寒邪）が体内に入り込んだ状態で、ゾクゾクとした寒けから始まります。厚着をしても寒い、水っぽい鼻水や痰が出る、手足が冷えるなどの症状があります。対策は、発汗を促して体を温めること。シナモン紅茶や、しょうがをとり入れましょう。

疲れを感じたときは
何も考えないことです

「何もしたくない」という日は誰にでもあります。そんなときは無理をせず、ボーッとしましょう。ボーッとするのは脳にとって大切な時間。その間に脳の中では、情報の整理や自己認識の確認、記憶の整理をしています。休むためにも、

活動するためにも、ボーッとする時間は必要です。また、毎日多くのニュースが流れてきますが、なかには見ていて辛くなるものもあり、精神衛生上よくありません。見たくないものは見ないのが、心の健康のためになります。

何も考えないのは意外と難しい

「何も考えない」というのは、口でいうほど簡単ではありません。人は常に頭の中で何か考えごとをしているもの。疲れているときや、落ち込んでいるときはなおさら、クヨクヨと考え込んでしまうこともあるでしょう。これでは心が休まりませんね。意識的に「ボーッとする時間」をつくって、心身の養生に努めましょう。

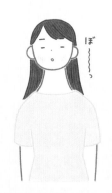

哲学や心理学では、判断を保留することを「エポケー（判断を中止する）」といいます。視点を変えたり、気持ちを切り替えたりするのによいとされています。

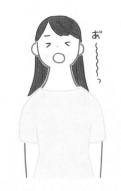

どうしてもあれこれ考えてしまうときは、「あ〜〜〜」と、声に出してみましょう。強制的にボーッとできておすすめです。

疲労をやわらげるテクニック

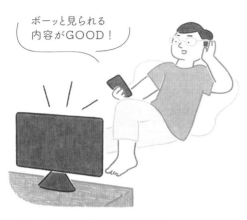

ボーッと見られる
内容がGOOD！

テレビや動画を見る

ドラマや映画など、好きな作品を好きなだけ見てのんびりするのもいいでしょう。ただし、ニュース番組やサスペンスドラマなど、頭であれこれ考えてしまうような内容は疲れているときにはおすすめしません。

寝る

体を休めるという意味では、睡眠に勝るものはありません。疲れているときはすぐにでも寝てしまうことです。寝る前にハーブティーを飲むと、リラックス効果が高まりますよ。

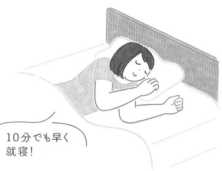

10分でも早く
就寝！

深呼吸

万能な養生法、深呼吸がここでも活躍します。疲れがたまっているときは深呼吸で気を巡らせると、体も心もほぐれていきます。腹式呼吸を意識して行いましょう。

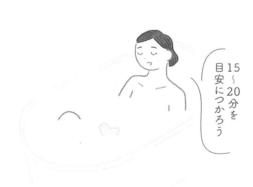

15〜20分を
目安につかろう

入浴する

96ページでも解説したように、入浴には疲労を回復させる効果があります。疲れているときこそお湯につかり、体を温めてから眠りましょう。

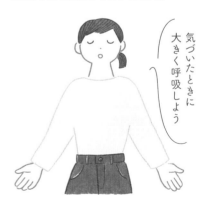

気づいたときに
大きく呼吸しよう

心身の健康には
太陽が欠かせません

　中医学では、病気の原因（邪）には自然環境によるものと、精神的な影響によるもの、そして生活習慣によるものがあると考えます（→P40）。そして、そんな邪気から体を守ってくれるのが「衛気」と呼ばれる陽気です。陽気とは体を温め、外敵から守り、活動させるためのエネルギーのことで、常に体の中と外を巡って体を守っています。また、陽気のもとは太陽なので、日光を浴びることは衛気を高めるのに効果的なのです。

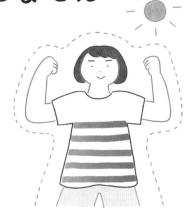

● こんなときに ●

カゼぎみのときや疲れているとき、うつうつした気分のときにも日光浴がおすすめ。冬はとくに、日照時間が短くなりうつっぽくなる人も増えるので、積極的に日光を浴びましょう。

効果

・体の抵抗力が高まる
・骨や筋肉が強くなる
・精神が安定する
・直感力が高まる

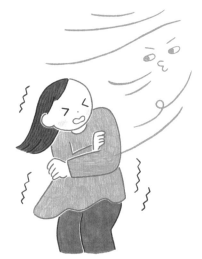

体に悪さをする六淫の邪気

季節ごとの天候には「風、寒、暑、湿、燥、火」という6つの自然現象（六気）があるとされ、これらが通常の範囲内であらわれていれば問題はありません。しかし、暑すぎたり、寒すぎたりなど、程度を超えると邪気に変化し、体に害を及ぼすと考えます。40ページで解説した6つの邪気を、まとめて「六淫の邪気」と呼びます。邪気の影響を受けて体調を崩すのも、体の抵抗力が弱っているからだと考えられます。

おすすめの日光浴

起きたらカーテンを開け朝日を浴びる

朝、起きたらまずカーテンを開け、可能であれば窓も開けて深呼吸し、しっかり陽気をとり入れましょう。夜ふかしなどで生活リズムが崩れぎみなときも、朝日が体内時計をリセットしてくれます。

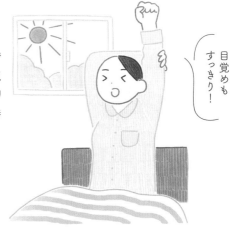

目覚めもすっきり！

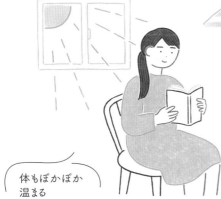

体もぽかぽか温まる

背中で太陽を浴びながら読書をする

陽気のツボが集中している背中で日光を浴びるのは、とても効果的。1日15分程度、たとえば読書をしている間などに背中で日を浴びてみてください。

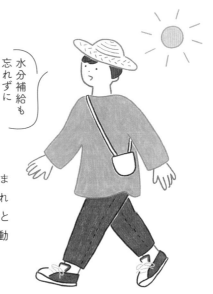

水分補給も忘れずに

日の出ているうちに散歩をする

健康のために散歩をする人も多いと思いますが、なるべくなら日の出ている時間、それも午前中がおすすめです。幸せホルモンとも呼ばれるセロトニンは、日光を浴びて運動をすることで活性化されます。

ツボ刺激の基本

日常的に耳にすることも多い「ツボ」とは、いったいどんなものでしょう？
中医学におけるツボの概念と、効果的な刺激方法を解説します。

ツボとは？

　世間一般でいうところの「ツボ」とは、気の出入り口である「経穴」のことです。中医学では、気の通り道である「経絡」が全身に張り巡らされていると考えます。この経絡に沿って全身に点在している気の出入り口が、いわゆるツボです。ツボを刺激することで気の流れがスムーズになると、経絡とつながる内臓が活性化され、不調が整うといわれています。ツボの刺激には、指圧だけでなく、鍼や灸が使われることもあります。ツボ刺激を使った治療法も広く知られていて、鍼や灸で刺激する「鍼灸」や、指で刺激する「指圧」などがあります。

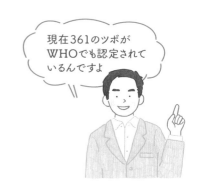

現在361のツボが
WHOでも認定されて
いるんですよ

こんなときは不調のサイン

ツボの刺激は、簡単な体調チェックにも役立ちます。
刺激したときに下のような感覚があるときは、不調のあらわれかもしれません。

押すと痛い	押すとへこむ	しこりがある

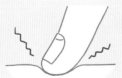

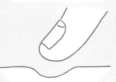

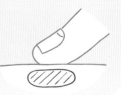

ツボの押しかた

その1
親指で押す

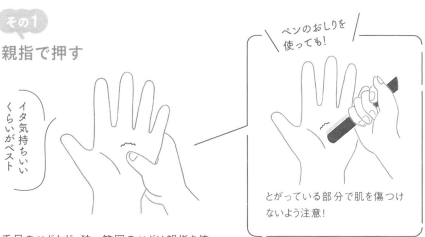

ペンのおしりを使っても!

イタ気持ちいいくらいがベスト

とがっている部分で肌を傷つけないよう注意!

手足のツボなど、狭い範囲のツボは親指を使って刺激します。親指の腹をツボに当て、皮膚を動かしながら押しまわしましょう。

その2
指でなでる

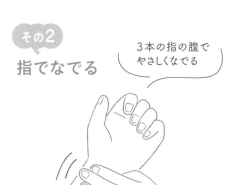

3本の指の腹でやさしくなでる

痛みが強いときは強く刺激せず、指でやさしくなでるようにしてください。ツボをなでるだけでも刺激になり、気の流れが整います。

その3
指でもむ

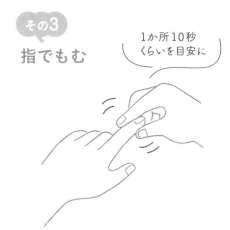

1か所10秒くらいを目安に

手足の指は、指でつまんでマッサージするのがおすすめ。2本の指でつまんで押したり、ひねるように動かしたりしましょう。

季節にそった暮らしかた

自然の摂理にしたがい、無理をしないことこそ理想的な養生生活。
季節や気候にあわせて毎日の暮らしを調節していきましょう。

自然と調和し、毎日をすこやかに過ごす

健康でいるためには、自然に逆らうことなく、自然と調和して暮らすことがとても大切です。

中医学の古典『黄帝内経』にも、天地の気に調和して生活すべきであると書かれています。天地の気は、四季の巡りにあわせて「生・長・収・蔵」というリズムで変化しています。簡単にいえば、春は発生、夏は成長、秋は収穫し、冬は貯蔵という意味です。この「生・長・収・蔵」というリズムに心と体の動きをあわせていけば、すこやかに暮らすことができます。複雑そうに感じるかもしれませんが、難しいことはありません。春はのびやかに、夏はパワフルに、秋はのんびりと、冬はひっそり静かに……といったふうに、季節を楽しんでいればよいのです。具体的な季節の養生法は、118ページから解説します。

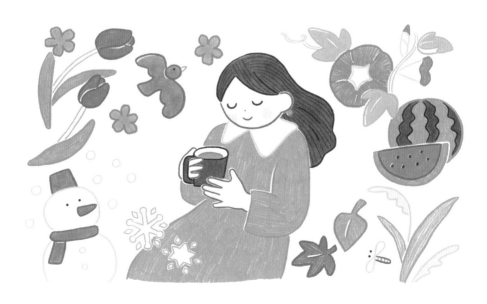

第五の季節である「長夏」とは？

　五行説を根底に持つ中医学では、季節も「四季」ではなく「五季」で考えています。春夏秋冬に加え、「長夏」を第五の季節としているのです。長夏は、五行の「土」にあたる季節です。この時期に発生する大気の湿り気を「湿」と呼びます。日本では「梅雨」や「夏の終わり」にあてはまるこの時期に起こる不調は、湿が増えすぎたことで「湿邪」（→P40）となり、体に悪さをしているのかもしれません。

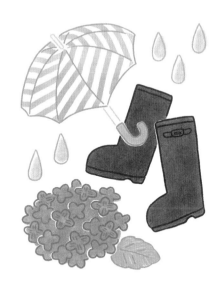

長夏の養生のポイント

湿邪にやられると、消化を担う脾に影響を及ぼします。
養生のポイントは、なるべく早く湿をとりのぞくことです。

食事や運動、入浴などで汗をかく

ジョギングなどの有酸素運動や、入浴、辛いものを食べるなど、なんでもいいので、とにかく汗をかいて湿を排出します。汗をかいてすっきりするようなら除湿できていることになります。反対に、汗をかいてよけいに疲れてしまった場合は、疲労がたまっている証拠。汗をかくようなことは控えて、早めに休んでください。

利湿作用のある食材もおすすめ

利湿作用のある食材には、体にたまった湿を少なくしてくれる働きがあります。代表的なのははと麦やなすですが、はと麦やなすは体を冷やすものでもあるので、冷えやすい人は大豆やもやしやさやいんげんがいいでしょう。ほかにも、緑豆春雨、黒豆、白菜、アスパラガスなどもおすすめです。

春

冬が終わり、暖かな陽気に包まれる春。中医学では「発陳」と呼ばれ、あらゆるものが芽吹いて成長する季節だとされています。陽気を取り逃がさないよう、太陽の光をたっぷり浴びて、リラックスした生活を送りましょう。

1年をすこやかに過ごせるかは
春の過ごしかたで決まる

中医学において春は肝が働く季節です。肝がスムーズに機能する過ごしかたを心がけましょう。ポイントは主に2つ。ひとつは疏泄といって、栄養を運ぶ「血」と、エネルギーとなる「気」の流れをコントロールする働きです。流れが滞ると体調やメンタルに支障をきたします。もうひとつは蔵血。血を蓄える働きのことです。肝の機能を整え、植物が成長しはじめるように、伸びやかな心持ちで過ごしましょう。

春に気をつけたいトラブル

・**皮膚のトラブル**
体の上の方に吹き出ものや皮膚炎などの症状が出やすくなります。

・**自律神経失調**
肝が過剰に働くと、逆に自律神経のバランスを乱しやすいです。

おすすめの食材

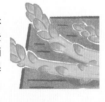

アスパラガス
アスパラガスには体の熱をとり、むくみを解消する作用が。消化吸収を高める効果も期待できます。

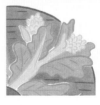

菜の花
肌荒れなどのトラブルには菜の花を。余分なものを排出させ、血流を改善してくれる食材です。

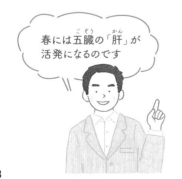

春には五臓の「肝」が活発になるのです

春はこんなふうに過ごそう

朝

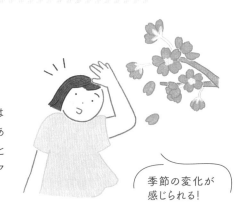

季節の変化が
感じられる!

早起きして家のまわりを散歩

陽気（ようき）は日の出とともに出はじめます。朝は
早起きを心がけ、公園や緑道など自然のあ
る場所を散歩しましょう。ゆったりした服装と
髪型で伸び伸び体を動かして気（き）の巡りをア
ップ。

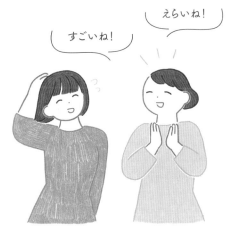

すごいね!

えらいね!

昼

自分も人も、ほめてあげて

自分自身に制限を加えずに、自分のなかに
芽生えた「やる気」を大切に育てていきまし
ょう。これは人に対しても同じで、ほめる、励
ますなど相手のやる気を応援しましょう。

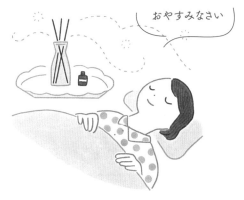

おやすみなさい

夜

好きな香りに包まれて
早めに寝る

柑橘類や香草、ハーブなどの香りは気（き）を巡
らせる効果があります。食材やお香などで
手軽に取り入れることができます。イライラ
や焦りはため込まず香りで発散しましょう。

春の養生 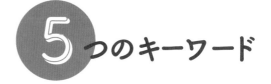（ようじょう）5つのキーワード

エネルギーにあふれ、生物が活発になる春には、
心も体ものびのびとしていることが大切。
春の養生（ようじょう）のポイントを5つのキーワードとともに解説します。

1 足りていない 苦 味 をとる

春が旬の山菜には苦みのあるものもありますが、
苦味には、体内の老廃物をとりのぞき、熱（ねつ）のこ
もりを冷ましてくれます。食材に山菜や菜の花、
セロリなどを選びましょう。

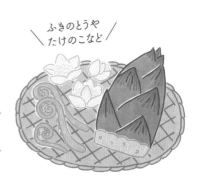

ふきのとうや
たけのこなど

2 ス ト レ ッ チ で 心も体もゆるめよう！

リラックスした状態を維持することが大切です。体にこりが
あると体調はもちろん気持ちも硬くなってしまうので、こまめ
にストレッチをしましょう。

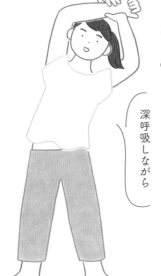

深呼吸しながら

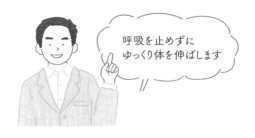

呼吸を止めずに
ゆっくり体を伸ばします

3 イ ラ イ ラ は 受け流すこと

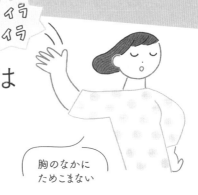

イライラ

ストレスやイライラは気の流れを停滞させます。好きなことをしてリフレッシュしたり、「そのうちよくなるだろう」と受け流す軽やかさも大切です。

胸のなかにためこまない

はおれるものを忘れないように

4 寒 暖 差 に ご注意を

時間帯や天候によって寒暖差が大きくなる季節です。昼間はポカポカしていたからといって、油断は禁物。冷気は足首、手首、首から入りやすく、エネルギーを停滞させます。冷やさない工夫をしましょう。

5 紫 外 線 は 内側からもケアできる

いただきます

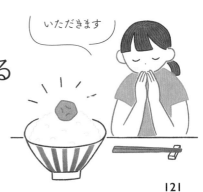

梅干しには、解毒作用や血行促進作用、疲労回復、殺菌作用があるうえ、肌にやさしいミネラル成分もあります。「1日1粒で医者いらず」です。

夏

春に芽吹いた草木が成長し、繁栄する夏。気持ちも解放的になり、アクティブに過ごせる時期ですが、夏バテによる疲れが出やすいので気をつけます。秋冬に向けた養生を心がける必要があります。

思わぬ冷えに注意！
秋冬に備えて十分な養生を

中医学では、夏は心がよく働く時期だとされます。心が活性しやすい状態をつくっていきましょう。心には2つの働きがあり、ひとつは血液の循環を意味する「血脈」をつかさどること。2つめは、精神や意識の活動を意味する「神明」をつかさどることです。心が働くとこれらが安定しますが、活発になる分、疲れもたまります。夏を快適に過ごし、秋に疲れを持ち越さないためにも、つねに心のケアを心がけて養生しましょう。

夏に気をつけたいトラブル

・**熱中症**
熱がこもり、頭痛やけいれん、嘔吐、ひどくなれば意識を失うことも。

・**むくみ**
湿気でよけいな水分がたまり、体が重く、下半身がむくみやすい。

おすすめの食材

トマト
消化を促し、胃腸を元気にしてくれるトマト。夏バテ解消にも◎。

すいか
体にこもった熱を冷ましてくれるすいかは、水分補給にもおすすめです。

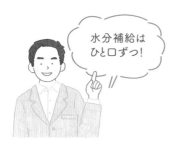

水分補給はひと口ずつ！

夏はこんなふうに過ごそう

朝

体も温まるので
おすすめ

梅干しとおかゆで
一日を始める

酸味には収斂作用があり、汗のかきすぎを
抑えます。甘性の食材と一緒にとるとうるお
い効果が上がるので、梅干しとおかゆを組
み合わせて。酸味、エネルギー、水分が同
時にとれます。

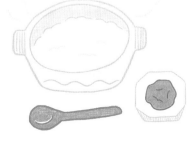

カーディガンが
あると安心

昼

クーラーの風を
直接浴びないように注意

冷房の風は体を冷やし、体温調整機能が
働きにくくなります。血行不良やめまい、疲れ、
食欲不振などにもつながるので、冷房を適
切に使い、涼しく過ごす工夫をしましょう。

夜

涼しくなったら
運動して汗を流す

梅雨の湿気で体がだるいときは、冷
たい食べものやドリンクをさけます。
夜など涼しい時間帯にジョギングをし
たり、お風呂で汗を流すなどして、体
内の除湿を心がけましょう。

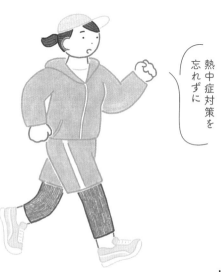

熱中症対策を
忘れずに

夏の養生 5つのキーワード

思いきり動いてエネルギーを発散させることができるのが夏の醍醐味。
ただし、発散した分の補給を忘れてはいけません。
夏の養生のポイントを5つのキーワードとともに解説します。

1 適度に汗をかくと 夏 バ テ の予防に

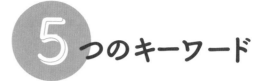

汗をかいたら
水分補給

体に熱がこもらないように、適度に汗をかける
生活を心がけましょう。比較的涼しい時間帯
にウォーキングをしたり、お風呂で汗を流したり
するのもいいでしょう。

2 夏は 内 臓 を 冷やさないようにしよう

夏こそ温かい
お茶がおすすめ

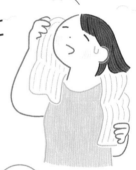

胃腸が冷えると食欲がなくなり、夏バテの原因になって
しまいます。氷でキンキンに冷えた飲みものは極力さけ
て、常温か温かい飲みものをとるようにしてください。
冷房を使うときは、カーディガンやネックウォーマーで冷
えから体を守ります。

夏のうちの養生が
秋バテを防ぎます

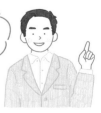

3 (筋)(ト)(レ)で
熱を発散させる

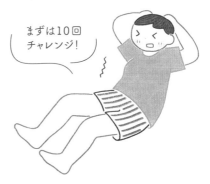

まずは10回
チャレンジ！

夏は適度に体を動かし、エネルギーを発散させ
ることが大切。筋トレも熱を発散させるので、ト
レーニングを始めてみるのもいいですね。

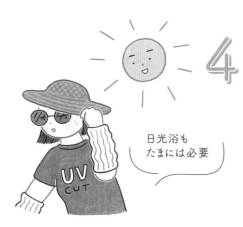

日光浴も
たまには必要

4 過剰に
(日)(差)(し)を
嫌がらないで

紫外線が気になる季節ですが、過剰に日差し
をさけていると体内に熱がこもってしまいます。
ときどき日差しを浴びて適度に汗をかき、熱を
発散しましょう。

自然と気持ちも
前向きに♪

5 よく(笑)うことで
心の機能が
働きやすくなる

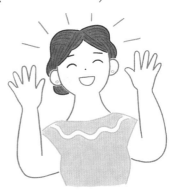

笑って喜ぶことは、気持ちをおだやかに保
ち、気血の巡りをよくすることにつながりま
す。口角と眉毛を上げて、笑顔をつくるだ
けでも効果があります。

秋は「収斂」の季節。物事が成熟し、落ち着いて過ごせる時期である一方、徐々に木々が枯れはじめ、空気が乾燥する季節でもあります。乾燥は冬に向かって強くなるため、秋のうちにうるおいを蓄えることが養生のポイントです。

寒さに備えて、のんびり過ごす
心身を落ち着けるのにぴったりの季節

肺の乾燥に気をつけることが、冬に向けた養生になります。肺には2つの働きがあり、ひとつは「水」を調整すること。水の巡りをよくし、体内の水分を調整します。2つめは気を統括すること。呼吸という形で外からエネルギーを取り込み、体を動かすエネルギーに変換します。また、肺は悲しみの感情とつながっていて、悲しみの感情が大きくなると気の働きが悪くなり、不調を招きます。

秋に気をつけたいトラブル

・呼吸器系のトラブル
肺が乾燥し、鼻の乾燥や、のどの痛み、咳などの症状が起こります。

・冷え
乾燥とともに冷気が体に入ると、内臓や関節が冷えやすいです。

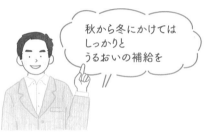

秋から冬にかけては
しっかりと
うるおいの補給を

おすすめの食材

梨
梨には乾燥を防ぎ、炎症を抑える力があります。のどが痛むときもおすすめ。

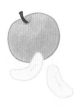

れんこん
れんこんはうるおいを補って、カゼの諸症状をやわらげてくれる優秀な食材です。

秋はこんなふうに過ごそう

朝

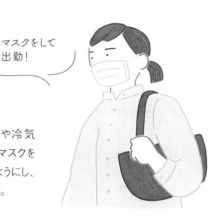

マスクをして
出勤！

マスクをして
肺を乾燥から守る

肺は外気に触れる器官なので、乾燥や冷気の影響を受けやすいです。屋外ではマスクを着用して外気が必要以上に入らないようにし、室内では加湿器を使って過ごしましょう。

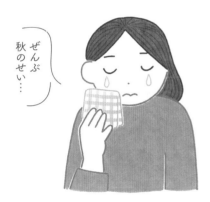

ぜんぶ
秋の
せい…

昼

落ち込むことがあっても
季節のせいに

秋は、繁った木々が次第に枯れていく、エネルギーが切り替わるときでもあります。人の心も不安定になりやすい時期なので、少々の落ち込みは季節のせいだと思っておきましょう。

一日の疲れを
しっかり癒す

夜

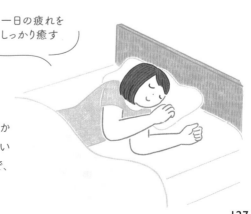

早寝で陰を養い、疲れをとる

陰とはうるおいのこと。陰は日が暮れてから養われるので、夜は早めに寝て陰を補います。朝は少し遅めの起床でもよいので、太陽がしっかり昇るまで休みましょう。

秋の養生 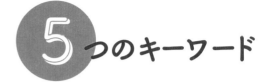 5つのキーワード

秋には、夏の疲れを癒しながら心身を充実させていきたいもの。冬に備えるつもりでゆったりと過ごす、秋の養生のポイントを5つのキーワードとともに解説します。

1 夏の疲労を しっかり (癒)(す)

体の緊張を
ほぐしましょう

夏に消耗したエネルギーを回復することを意識します。あまり激しい運動はせず、暖かい時間帯に軽く体を動かす程度に。入浴で体をほぐし、疲れを癒してください。

2 部屋を (加)(湿)して 肺を守る

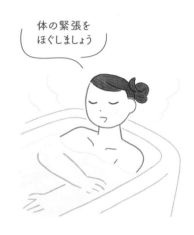

部屋の空気に
うるおいを

ぬれたタオルを部屋にぶら下げておくだけでも乾燥対策になります。加湿器は部屋全体用の大きなものから、デスクに置けるサイズなど、用途に応じて選びましょう。

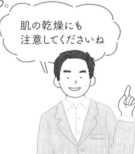

肌の乾燥にも
注意してくださいね

3 冬の(乾)(燥)に備えてうるおいを補う

加熱するか
常温で食べると◎

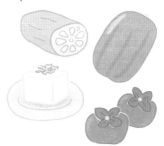

秋が旬のれんこんや柿、秋にもおいしいとうがんなどはうるおいを補う食材です。豆腐や湯葉などの大豆製品、梅干し、白きくらげなども体をうるおすので積極的にとり、冬の乾燥に備えます。

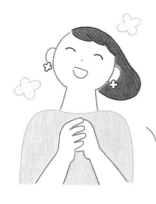

今日も楽しかった〜

4 (前)(向)(き)なことを口にしてみよう

夏から一転して急に淋しい気持ちになるなど、メンタルが不安定になりやすい時期です。前向きな言葉や感謝を口にすることで、気持ちが落ち着きます。

おなかいっぱい

5 冬に向けて栄養を(蓄)(え)(る)季節

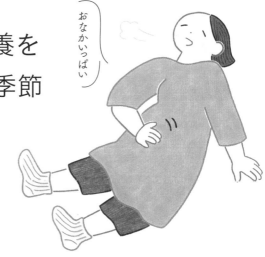

冬に向けて栄養をしっかりとって蓄えていきましょう。蓄えの時期ですから、多少体重が増えても気にしなくてOK。夏の影響で消化器官が疲れていることもあるので、食べすぎはさけ、よく噛んで胃腸に負担をかけないように。

冬

木々は葉を落とし、生物も冬眠をしてエネルギーを蓄える時期。省エネモードで静かに過ごしましょう。新しいことを始めたり、気持ちを外に出すのは控えてエネルギーを温存し、春に芽吹くのを待ちましょう。

春に向けて陽の気や栄養、エネルギーを蓄えましょう

中医学において、冬は「閉蔵」の季節です。寒さと乾燥が厳しいなか、蔵を閉じて備蓄を減らさないようにする時期だといわれます。寒さは行動のエネルギーとなる陽の気を奪い、乾燥した空気は陰、つまりうるおいを奪います。陽と

陰は生きるうえで欠かせないもの。暖かくなったら一気に動き出せるよう、冬の間にしっかり蓄えておくことが養生のポイントです。体に負担をかけないライフスタイルをめざして、生活習慣を見直してみましょう。

冬に気をつけたいトラブル

・血の巡りの悪化
血行が悪くなり、血管が収縮するため血圧が高くなりやすいです。

・腎のトラブル
腎に負担がかかると、トイレが近くなったり膀胱炎が起こります。

冬の寒さにあたると
活動力を
衰えさせてしまうのです

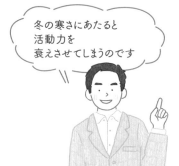

おすすめの食材

みかん
みかんにはカゼの予防や美肌作用など、うれしい働きがあります。

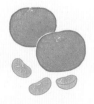

しょうが
体を温め、冷えをとるとされているしょうが。すりおろしてお茶に入れても◎。

冬はこんなふうに過ごそう

朝

日が昇ってから
ゆっくり起きよう

陽のエネルギーは太陽のもとで養われます。
冬の朝は少し遅めに、太陽がしっかり出てか
らか、部屋を暖かくしてから起きるといいでし
ょう。日中は服装をあたたかくし、陽の気を逃
さないことも大切です。

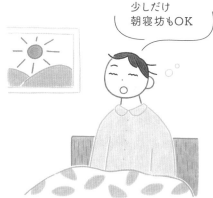

少しだけ
朝寝坊もOK

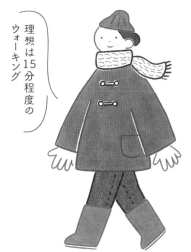

理想は15分程度の
ウォーキング

昼

寒さに気をつけ
適度に動くように

腎を支えているのは足腰の筋肉です。日ご
ろから下半身の防寒と保温をしっかり行いま
しょう。ウォーキングなど適度な運動で血行
を促し、体を内側から温めることも大切です。

夜

うるおいを補って
カゼ予防

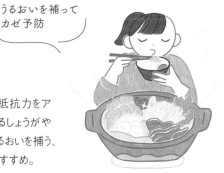

温かい食事で
しっかり体を温める

鍋料理は体を芯から温めて体の抵抗力をア
ップします。具材には、体を温めるしょうがや
ねぎ、羊肉、牛肉、鶏肉などを。うるおいを補う、
ごま、豚肉、豆腐、かき、白菜もおすすめ。

冬の養生 ⑤つのキーワード

少ないエネルギーを大切にし、春に向けて蓄えておく季節です。寒さに負けない強い体をつくる冬の養生のポイントを、5つのキーワードとともに解説します。

1 体力と気力を ㊙ ㊕ する

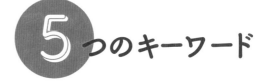

ハーブティーで休憩♪

汗をかかないように過ごし、陰（うるおい）を維持します。過度の運動を控えて静かに過ごしましょう。読書をしたり、部屋でほっと一息つく時間をつくったりしてください。

2 冬こそ ㊒ ㊔ ㊖ をしよう

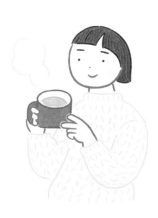

午前中がおすすめ

太陽は陽のエネルギーを生み出す根本。あらゆる生命は陽のエネルギーから生まれます。1日1回は太陽の日差しを浴びて、エネルギーを補給しましょう。

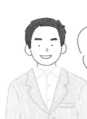

冬は日照時間が短いので陽のエネルギーが不足しがちなのです

3 頭と関節を冷やさないように

足もとを冷やさないように、とよくいわれますが、
頭と関節も冷えは禁物です。出かけるときは
帽子、マフラー、手袋などで防寒をするとともに、
外から帰ったら足湯をして、冷えを解消しましょう。

冷たい風を
直接あびない

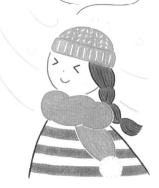

鍋にしても
おいしい

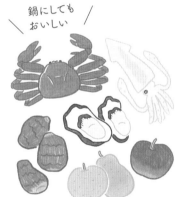

4 食べもの でうるおいを補う

うるおいを補う食材は、魚介類ならかに、いか、
かきなど。野菜は里いもや白菜、梨やりんごな
どのフルーツもおすすめです。冬に旬を迎える
食材には、うるおいを補うものが豊富なので、
積極的にとりましょう。

ぬれタオルで
加湿!

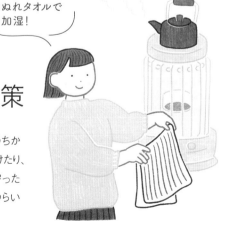

5 冬のうちに花粉症対策

花粉など外敵から体を守る衛気を冬のうちか
ら養います。胃腸にやさしい食事を心がけたり、
部屋を十分に加湿して、肌を乾燥から守った
りしてください。冬の対策が花粉症のつらい
症状をやわらげます。

食べものの「五色」とは？

　和食は、調理や盛りつけのときに青（緑）、赤、黄、白、黒の「五色」を大切にしていますね。じつは、これも五行説（→P24）がベースになっています。青、赤、黄、白、黒の五色はそれぞれ肝（自律神経、情緒系）、心（循環器系、意思系）、脾（消化器系）、肺（呼吸器系、皮膚）腎（内分泌系、水分代謝系）と関わっていると考えます。そのため、それぞれの臓器が弱っているときは、対応する色の食べものをとるとよいとされているのです。これらの「五色」と「五味（→P186）」をまんべんなくとることは、五臓の養生にもつながります。

食べJ ものの色と体調の関係

 　アスパラガス、オクラ、キャベツなどの青い食べものは、肝の働きを整えます。イライラしたり、落ち込んだりと、精神が不安定になっているときにおすすめです。

 　赤い食べものといえば、トマトやにんじん、すいか、鮭、くこの実など。血液循環や意識をコントロールする心を癒やします。眠りにくいとき、不安で胸がざわつくときなどに。

黄 　さつまいも、とうもろこし、かぼちゃ、栗などの黄色い食べものは、脾を癒やします。食欲不振や軟便、下痢など、脾の不調がみられるときには積極的にとり入れましょう。

白 　豆腐、山いも、れんこん、大根、いかなど、白い食べものには肺を癒やす力があるので、意識してとり入れてうるおいを補うようにしましょう。便秘や、肌の乾燥にもおすすめです。

 　黒ごま、黒豆、黒きくらげ、ひじき、のり、かきなどの黒い食べものには、腎を養う力が。腎は生命力の源でもあるので、若々しさや元気をとり戻したいときには黒いものを食べましょう。

第 **4** 章

症状別・悩み別
養生法

気になる不調は放っておかず、
未病のうちに整えたいもの。
症状ごとの養生法を紹介します。

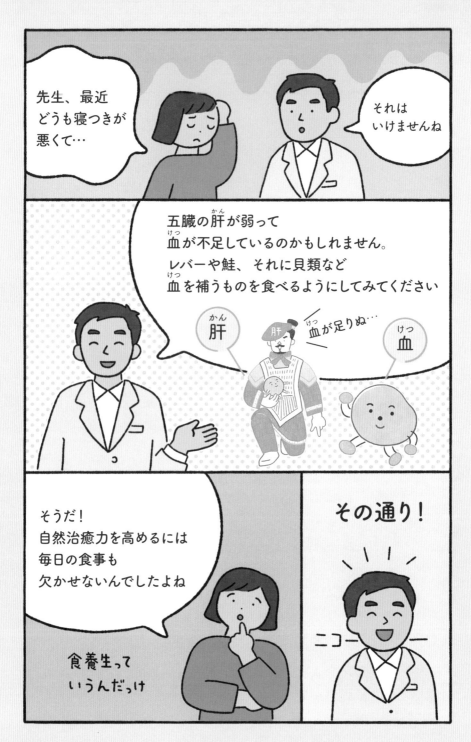

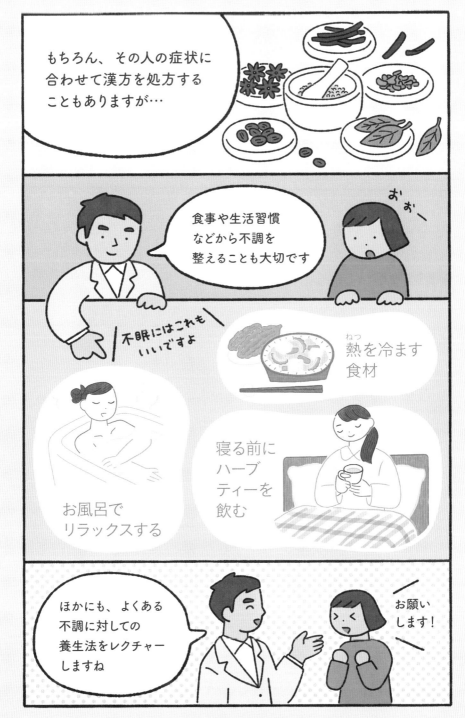

漢方の基本的な考えかたは
「未病」のうちに整えること

未病とは、健康から病気に向かっている状態のこと。
病気になってからではなく、病気になる前に対策をすることが「養生」です。

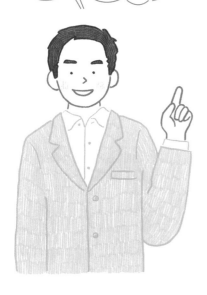

中国最古の医学書と
いわれる『黄帝内経』で、
はじめて「未病」という
言葉が使われました

健康

健康診断の結果に
異常がなく、心身ともに
不調を感じることが
ない状態。

食欲があって夜はぐっすりと眠れる。そして、
毎日よい便が出る。健康には、この3つが
大切です。中医学では、月経のときも痛み
がないのが健康な状態だと考えています。

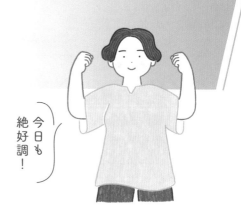

今日も
絶好調！

中医学では、寝つきの悪さや手足の冷え、体のだるさなど、なんとなく感じる不調のことを「未病」の状態だと考えます。この未病の段階で体が発しているサインを見過ごすと、不調が慢性化したり、病気になってしまうことがあります。西洋医学では、特定の病気に応じた治療を

することが基本なので、未病の状態では治療の対象になりにくいこともあるでしょう。一方、中医学では病気になる前の段階から予防しようと考えているので、未病のうちに患者の自然治癒力や、抵抗力を高める対策を行います。ここでは、症状や悩み別に養生法を紹介します。

未病

健康診断では異常は見当たらないが、日々の生活でなんとなく不調を感じている。

寝つきが悪く朝すっきり起きられない、手足の冷えが気になる、気持ちがふさぎこんでしまうなど、具体的な病名を診断されることはないが、不調を感じる状態です。日々の養生で不調を整えていきましょう。

病気

健康診断では数値に異常が見られ、自覚症状もある。

熱が出たり、咳やくしゃみなどの症状があったり、健康診断で数値に異常が出るなど、誰が見ても体調に異変が起こっていることがわかる状態です。西洋医学の観点からも具体的な病名を診断され、治療や投薬が必要だと判断されます。

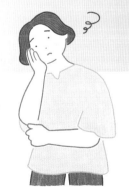

なんだか
調子が…

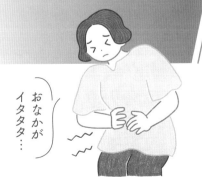

おなかが
イタタタ…

肥満

痩せたいときはバランスのよい食事を

　肥満の原因のひとつは、食事を減らしすぎてエネルギーが不足し、体力や筋力が落ちることです。筋肉がなければ脂肪を燃やすこともできず、基礎代謝が低下して体重が減りにくくなります。食事で摂取したエネルギーは体脂肪になり、おなかがぽっこり出たり、お尻が下がるなど全体的に体がたるんできます。逆に、ス

トレスや早食いで過食になったり、食事が甘いものや脂っこいものに偏ると、体に熱がこもり、巡りが悪くなります。体を冷やすものを食べたくなることもあるでしょう。すると、体内に余分なものがたまり、むくみや便秘、しみ、くすみにもなりやすいです。

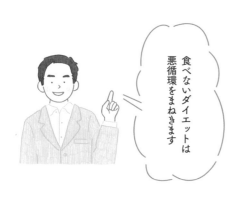

食べないダイエットは悪循環をまねきます

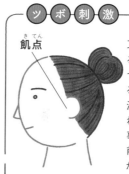

ツ ボ 刺 激

飢点（きてん）

耳の穴の横にある軟骨の突起のつけ根あたりにあるツボ。食欲を減退させるといわれているので、食事の20〜30分前に刺激するのがおすすめ。

食養生（しょくようじょう）

和食を基本に
腹八分目がベスト

健康的な体型を維持するには、栄養バランスのよい食事をとりましょう。すると代謝がよくなり、脂肪が燃えやすくなるので逆に太りにくくなります。和食を基本とし、分量は腹八分目（→P183）にとどめましょう。がんばりすぎず、ごはんと野菜たっぷりのみそ汁を基本に。

ごはん ＋ 汁ものに
おかず3品！

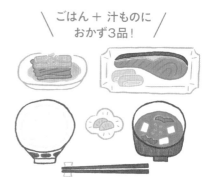

自分の肥満タイプを知る

　太りかたにも、さまざまなタイプがあります。ダイエットを行うにしても、自分のタイプにあった方法を試したほうが効果的。ここではまず、自分の肥満タイプを探ってみましょう。チェックが多くついたものがあなたに該当するタイプです。

Aタイプ

- □ 運動するのが苦手
- □ 体力がなく、疲れやすい
- □ おなかに力が入らず便秘になりやすい
- □ 肌がたるみやすく、しわが気になる
- □ カゼをひきやすい
- □ 胃腸が弱い

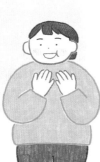

Bタイプ

- □ 生活が不規則
- □ ストレスがたまっている
- □ 思い込みが激しくカッとなりやすい
- □ お酒やコーヒー、タバコが好き
- □ おなかが張りやすい
- □ 下痢と便秘をくり返している

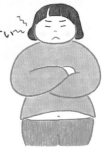

Cタイプ

- □ ニキビや吹き出ものができやすい
- □ 体調を崩すと下痢になる
- □ トイレが近い
- □ リバウンドしやすい
- □ 暑がり
- □ 汗をかきやすい

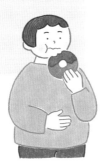

Dタイプ

- □ 肌のくすみ、しみが気になる
- □ 目の下にクマができやすい
- □ 頭痛や肩こりがつらい
- □ おなか、下半身が冷えやすい
- □ 月経痛がある
- □ 経血にかたまりがある

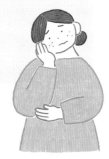

〈 肥満の原因 〉基礎代謝が低下している →

きちんと栄養をとって痩せやすい体に

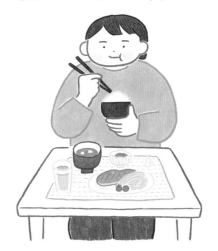

　痩せたいあまり、きちんと栄養がとれていないことが多いのがこのタイプ。食べる量が少ないために体力や筋力が落ちて基礎代謝が悪くなり、痩せにくいという悪循環に陥っています。

養生法
ようじょうほう

　まずはしっかり食べること。加熱した野菜を中心とした食事を腹八分目が基本。冷たいものや生もの、刺激の強いものは消化吸収を低下させるのでNG。温かく、胃腸の働きを助ける食材がおすすめです。とくに朝は温かなおかゆや野菜のみそ汁で体を温めましょう。

Bタイプ 〈 肥満の原因 〉ストレスと偏食や過食→

がまんは禁物。運動でストレス解消を

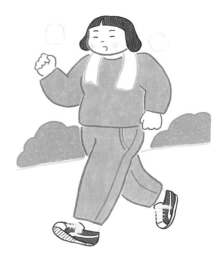

　思い込みが激しく、好き嫌いや偏食、過食などが多いタイプです。生活が不規則なことも多く、ストレスもたまりがち。心の不安定さがエネルギーの巡りを悪化させている可能性があります。

養生法
ようじょうほう

　このタイプの方は、がまんしないようにするのが得策。とくに食事でがまんを強いると、拒食症などの恐れが。食事はバランスよく楽しむことを心がけ、気の巡りをよくする香りのある食材を添えて。ストレスは運動で汗をかいて発散させましょう。

Cタイプ 〈 肥満の原因 〉 味のこい食事と食欲過剰→

規則正しい生活と、ゆっくりの食生活を

エネルギッシュで、よく食べる人に多いタイプで、熱の邪気による食欲過剰のことが多いよう。油っこいものや甘いものが体内に熱をこもらせてしまい、冷やそうとして冷たいものを飲む……そんな悪循環が見られます。

養生法

規則正しい生活を心がけましょう。快食快便をめざして、早めの就寝、適度な量の食事を。早食いは大食いにつながるので、意識的によく噛んでゆっくりと。お酒、味の濃いもの、刺激物は食欲を増すので控えめにします。甘い飲みものもNG。

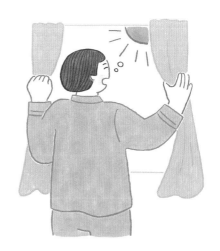

Dタイプ 〈 肥満の原因 〉 加齢などで血の巡りが悪い→

体を温め、瘀血を予防。適度な運動も

若いころは痩せていたのに年とともに太ってしまい、食べなくても痩せにくい、という人が多いでしょう。原因は、血の巡りが悪く、ドロドロ血液=瘀血がたまっているからかもしれません。

養生法

瘀血は、さまざまな不調が続いた末にたまってしまいますが、まずは、体を冷やさないことが一番です。冷たいものを食べない、体を冷やさず、お風呂や足湯などで温めるなど基本的な養生法をしっかり行いましょう。血流をよくする肩まわしや足ぶみなど適度な運動も大切です。

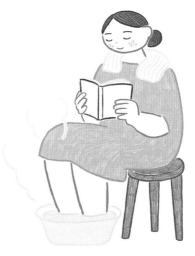

143

冷え性

毎日の生活習慣から冷えの原因を取りのぞく

冷え性の原因は日常生活に隠れています。寒いのにしっかり防寒していない、短いスカートなのにタイツをはかないなど、冷えやすい格好をしていると体は冷えますし、冷たい飲みものやアイスクリームなど、冷たいものをとりすぎるのも冷えの原因になります。また、体の熱は体を動かすことで発生しますので、デスクワークが続くなど運動不足だと熱が生まれにくく、体も冷えやすいです。お風呂がシャワーだけのときも冷えやすいので要注意。とくに夏は冷房の影響で足もとが知らないうちに冷えていることが多いので湯船で体をしっかり温めましょう。

よく使われる漢方薬

・人参湯（にんじんとう）
　冷えやすく、おなかもゆるく元気がない人に

・真武湯（しんぶとう）
　足腰が冷えて、むくんでいる場合に

・温経湯（うんけいとう）
　慢性化した冷えや、下腹部の痛みなどがあるときに

＊紹介した漢方薬は一例。症状や体の状態にあわせて使用する漢方薬はたくさんあるので、専門家に相談を。

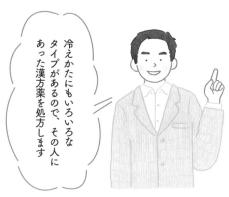

冷えかたにもいろいろなタイプがあるので、その人にあった漢方薬を処方します

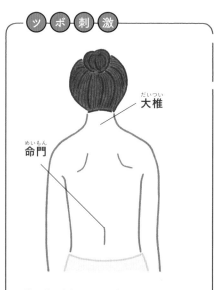

ツ・ボ・刺・激

大椎（だいつい）

命門（めいもん）

首を前に倒したときに出てくる骨の下にあるのが大椎。寒気がするときにシャワーやドライヤーで温めましょう。命門は、おへそのちょうど反対側のツボ。指で刺激したり、カイロを貼って温めたりするのがおすすめです。

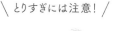

食養生

体を温める食材を
適度にとる

とにかく体が冷えて、冬にはしもやけができてしまうという人は、体を温めるストーブの役割をする「腎」が弱いのかもしれません。そういうときは、体を温める食べものをとりましょう。代表的なものは、しょうがやにんにく、玉ねぎ、かぼちゃなど。牛肉や羊肉、鮭、いわし、鯖などもおすすめです。ただし、温めるものばかり食べすぎると、今度は熱やのぼせの症状が出てしまうことも。適度にとるようにしてください。

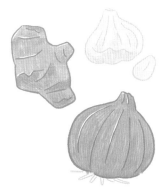

とりすぎには注意!

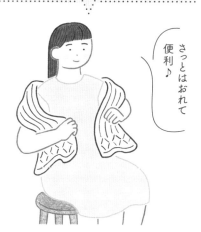

養生法

ストールで冷えを予防

さっとはおれて便利♪

夏でも、エアコンの風や冷たい飲みものによって、案外体は冷えてしまうもの。冷房がききすぎているときはストールをはおったり、足首まである靴下をはいたりして、冷えを防止しましょう。

▶　冷やさない暮らし→P94

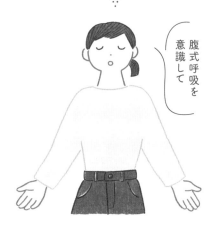

深呼吸で熱を巡らせる

腹式呼吸を意識して

深呼吸は滞った血流を巡らせてくれます。足は冷たく頭が熱いという「冷えのぼせ」タイプの人はとくに、深呼吸で気や血を巡らせ、熱を均一にしましょう。

▶　深呼吸→P90

むくみ

水分調節がうまくいかないとむくみやすくなる

日常的なむくみの原因は、体内の水分調整機能が低下していることです。体に余分な水分がたまると湿度の影響を受けやすくなり、梅雨の時期などはとくに体が重くなり、だるさやめまい、胃腸の不快などが起こりやすくなります。冷たいものや水分のとりすぎにも気をつけましょう。

よく使われる漢方薬

・防已黄耆湯 (ぼういおうぎとう)
　疲れやすく、汗が出てむくむときに

・当帰芍薬散 (とうきしゃくやくさん)
　肌が乾燥し、むくんでいるときに

＊紹介した漢方薬は一例。症状や体の状態にあわせて
　使用する漢方薬はたくさんあるので、専門家に相談を。

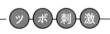

太溪は内くるぶしとアキレス腱の間のくぼみにあり、然谷は足の舟状骨 (内くるぶしのとがった骨) が出っぱっているところのすぐ下にあります。どちらも腎を刺激するツボで、むくみにも効果的です。

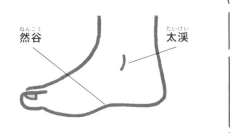

然谷（ねんこく）　　太溪（たいけい）

食養生（しょくようじょう）

\ 利尿作用ばつぐん! /

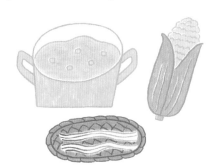

とうもろこしのひげをお茶にする

とうもろこしのひげには利尿作用があるので、お茶にして飲むのがおすすめです。茶色くなった部分はとりのぞき、黄緑色のきれいな部分を水で洗って乾燥させてから、フライパンで炒(い)ります。これをパックに入れて急須でいれたり煮だしたりすれば、とうもろこしのひげ茶のできあがり。むくみやすい時期におすすめです。

貧血

不足しがちな鉄分を食べもので補って

女性はとくに、月経で出血する影響や過激なダイエットにより、貧血の人が多くみられます。血の材料となる鉄分が含まれる食材を毎日の食事でしっかりとりましょう。鉄分が豊富な食材は、レバーやハツなどの内臓系の肉、魚貝ではいわしやあゆ、しじみなど。卵黄やほうれんそう、小松菜にも鉄分が豊富に含まれています。

よく使われる漢方薬

・**加味帰脾湯**（かみきひとう）
　食欲不振と、イライラを伴う貧血のときに

・**十全大補湯**（じゅうぜんだいほとう）
　気、血を補い、疲労を回復させる

＊紹介した漢方薬は一例。症状や体の状態にあわせて使用する漢方薬はたくさんあるので、専門家に相談を。

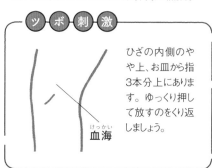

ツ ボ 刺 激

ひざの内側のやや上、お皿から指3本分上にあります。ゆっくり押して放すのをくり返しましょう。

血海（けっかい）

養生法（ようじょうほう）

ストレッチする

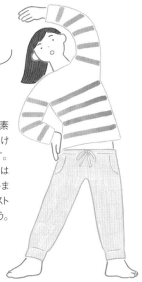

ゆっくり
呼吸しながら

運動することで、酸素や栄養が内臓に届けられるようになります。ただし、過度な運動は血（けつ）を消耗してしまいます。まずは簡単なストレッチから始めましょう。

鉄のフライパンを使う

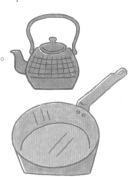

鉄分は、食材以外でも補うことができますよ。鉄のフライパンや鍋を使ったり、鉄瓶でお湯をわかしてお茶を飲んだりすることでも鉄分の補給ができるので、おすすめです。

不眠

眠れない原因を探り、早めのケアを

不眠は、五臓でいうと精神をつかさどる心と魂をつかさどる肝が不調であることが多いです。大きなストレスや過労、偏食、胃腸の不調があり、精神や魂を安定させる栄養分である血が不足すると、精神や魂が不安定となり不眠につながる

ことがあります。なかなか寝つけないほか、夜中に何度も目が覚めたり、目が覚めた後に眠れなくなるなど、さまざまなパターンがあります。眠れない日が続くとさらに心身の疲労が重なるため、早めのケアが必要です。

よく使われる漢方薬

- 酸棗仁湯（さんそうにとう）
  血を補い、精神を落ち着ける

- 柴胡加竜骨牡蛎湯
  （さいこかりゅうこつぼれいとう）
  熱を冷まし、心を落ち着かせる

*紹介した漢方薬は一例。症状や体の状態にあわせて使用する漢方薬はたくさんあるので、専門家に相談を。

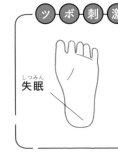

ツボ刺激

失眠

かかとの中央の、少しへこんだところにあるツボ。こぶしで叩いたり、親指で刺激したりするのが◎。

よい眠りの基本

就寝前

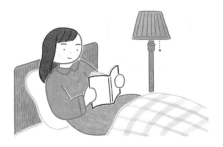

寝る直前までスマホやPC画面を見ていると、脳が覚醒してしまいます。どうしても眠れないときは、部屋は薄暗くしたままで本を読むようにしましょう。

起床後

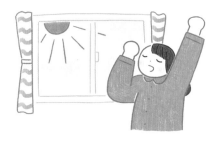

朝、起きたらまずカーテンを開けて日光を浴びます。そして「よく寝た」と声に出しましょう。これだけで気の持ちようが変わります。

食養生（しょくようじょう）

食材で血（けつ）を補う

手術や出産、慢性病や偏食などが原因で血（けつ）が不足すると、その結果として不眠になることがあります。血（けつ）を補う食材をとって養生（ようじょう）しましょう。レバー、鮭、かつお、貝類などがおすすめです。薬膳では、動物性の食材のほうが血（けつ）を補いやすいと考えていますが、胃腸に負担をかけるのでとりすぎには注意しましょう。

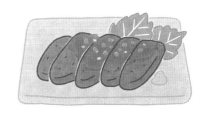

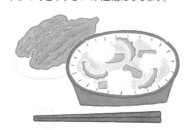

ゴーヤーで熱（ねつ）を冷ます

ストレスがたまっていると、イライラが熱になって体の上部に作用し、寝つきが悪くなることがあります。その場合、寒性（かんせい）の食材で熱（ねつ）を冷ますことが大切です。おすすめはゴーヤー。ほかにも、セロリ、れんこん、ふき、わかめ、豆腐などもいいですね。

養生法（ようじょうほう）

寝る前にハーブティーを飲む

ハーブティーは、ストレスをやわらげ、リラックスに効果的だといわれています。ミント、カモミール、ローズ、ラベンダーなどから気に入った香りのものをいれて飲みましょう。

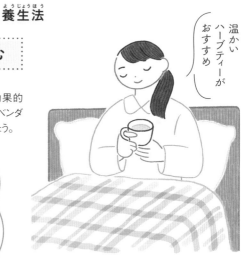

温かいハーブティーがおすすめ

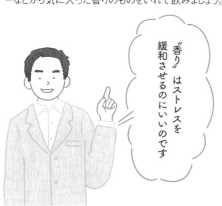

"香り"はストレスを緩和させるのにいいのです

肩こり

冷え、ストレス、血や気の不足などが肩こりの原因に

血行不良があると痛みにつながりやすく、それが肩で生じたものが肩こりと呼ばれます。中医学の言葉では「不通則痛」といい、血流障害などで起きる痛みのことをいいます。血行不良になる原因はいくつかあって、ひとつがストレスによるもの。ストレスが体内のエネルギーの巡りを悪くし、血流も同時に悪くなるのです。さらに、目の疲れは血を消耗させますし、偏食や暴飲暴食があると体内に老廃物がたまり、いわゆるドロドロ血液になります。また、体が冷えていると筋肉が収縮しますので、やはり血流が悪くなります。

よく使われる漢方薬

- 芎帰調血飲（きゅうきちょうけついん）
  疲れやすく、こりや痛みが強いときに

- 桂枝茯苓丸（けいしぶくりょうがん）
  血流をよくしてこりをやわらげる

- 通導散（つうどうさん）
  便秘を伴うこりや痛みに

＊紹介した漢方薬は一例。症状や体の状態にあわせて使用する漢方薬はたくさんあるので、専門家に相談を。

ツ ボ 刺 激

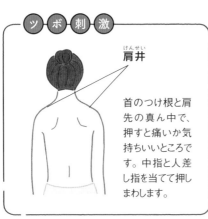

肩井（けんせい）

首のつけ根と肩先の真ん中で、押すと痛いか気持ちいいところです。中指と人差し指を当てて押しまわします。

食養生（しょくようじょう）

火を通した野菜やはと麦で血をきれいに

ドロドロ血液の原因となる甘いものや脂っこいものはさけ、血をきれいにする食材をとりましょう。加熱した野菜をはじめ、野菜やきのこなど具だくさんのみそ汁、はと麦などがおすすめです。はと麦はごはんに加えて炊いたり、煮出して成分をひき出したはと麦茶にしてもいいでしょう。ただし、妊娠中の場合はかかりつけ医に相談を。

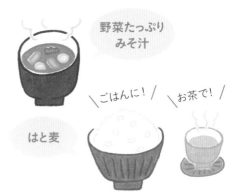

野菜たっぷりみそ汁

ごはんに！

お茶で！

はと麦

養生法

深呼吸で気を巡らせる

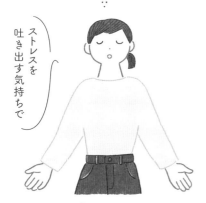

ストレスを吐き出す気持ちで

ストレスが多いと気の巡りが悪くなって、血流の悪化にもつながります。1時間に1回、深呼吸を行いましょう。体内に気が巡るようになりますよ。

▶ **深呼吸→P90**

肩まわしで血流よく

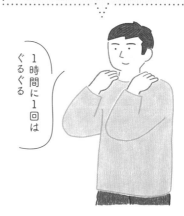

1時間に1回はぐるぐる

深呼吸と一緒に、肩まわしにもぜひトライ。20回も行えば、体がポカポカ、筋肉がほぐれて血の巡りがよくなることが実感できますよ。

▶ **肩まわし→P93**

ストールで冷えを予防

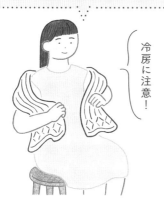

冷房に注意！

猛暑の夏こそ冷房で体が冷えてしまうもの。冷暖房のコントロールができないときのため、ストールを持ち歩きましょう。肩だけでなく、首もともしっかりガードして。

▶ **冷やさない暮らし→P94**

湯船で温まり冷えをとる

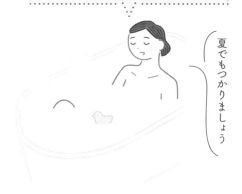

夏でもつかりましょう

入浴はシャワーだけでなく、湯船にゆっくりつかりましょう。しっかり温まって、肩こりを起こす冷えをなくしていきましょう。

▶ **入浴のしかた→P96**

腰痛

腰痛は腎の弱りが原因かも

中医学において、腰は腎の器といわれます。腎が弱るのは加齢が大きな原因ですが、若い人にもよく見られます。甘いお菓子や脂っこい食べもの、冷たいものを食べる機会が多くなり、腎を補う栄養が不足しがちなこと、歩くことが少なく運動不足になることが理由と考えられます。そのほかにも過労が続いたり、長時間同じ姿勢でいることや、睡眠不足によって血行不良が生じたり、セックス過多なども腎の機能を低下させます。秋から冬にかけては冷えによって血行不良が生じ、腰に痛みが生じることもあります。

よく使われる漢方薬

- 疎経活血湯（そけいかっけつとう）
  冷えをとり、痛みをじっくり治していく

- 牛車腎気丸（ごしゃじんきがん）
  足腰を温め、排尿を促し冷えや湿気による痛みを軽減する

＊紹介した漢方薬は一例。症状や体の状態にあわせて使用する漢方薬はたくさんあるので、専門家に相談を。

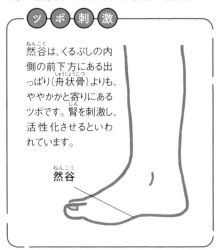

ツ・ボ・刺・激

然谷は、くるぶしの内側の前下方にある出っぱり（舟状骨）よりも、ややかかと寄りにあるツボです。腎を刺激し、活性化させるといわれています。

然谷

食養生

豆のスープで補腎する

豆は栄養豊富で薬膳的な効果もたくさんある食材ですが、黒豆や大豆などは補腎にもってつけです。スープに入れて食べれば体を温めることもできて一石二鳥。そのほかにも、山いもや自然薯、ブロッコリー、ほうれんそう、白菜、かぼちゃ、かき、えびなどが補腎に役立つ食材です。

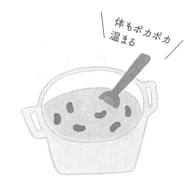

体もポカポカ温まる

養生法

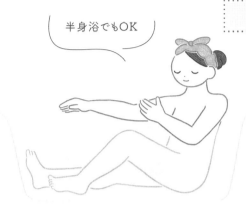

半身浴でもOK

入浴して体を温める

慢性化している腰痛は、腰まわりと下半身を温めて筋肉や組織をやわらかくしましょう。お風呂はシャワーだけですませずに、半身浴や全身浴で体をじんわり温めて。シャワーだけのときは足湯を行って、体を芯から温めます。

▶ **入浴の方法→P96**

カイロを貼る

秋冬になるととくに痛みが出る場合は、寒さによる冷えが原因となっていることもあります。腰にカイロを貼って温めるといいでしょう。ぎっくり腰の場合以外は、基本的に足腰を冷やさないようにします。

▶ **冷やさない暮らし→P94**

これもおすすめ！

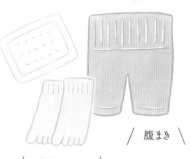

5本指ソックス

腹まき

注意

急性の腰痛は冷やして鎮静

ぎっくり腰など急性の痛みは炎症によるものです。患部が熱を持っていますから、冷やして安静にすることが大切です。逆に、お風呂に入るなどの温める行為は血流が活発になりますので、炎症が悪化する可能性が高いです。入りたくても控えてください。

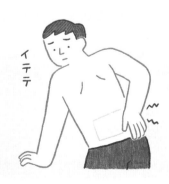

イテテ

頭痛

ひどい頭痛は原因を探って対処しましょう

中医学では、頭痛の原因を大きく2つに分けて考えています。ひとつめは外的要因。風が当たる場所に長いこといたり、寒い場所で眠ったりすると、体が冷えて気血（きけつ）の巡りが悪くなり、頭痛が生じます。寒さ以外にも、熱や湿度によって起こる場合もあります。2つめの原因は、内的要因です。ストレスや過労、加齢によるもの、偏った食生活などから胃腸が弱り、体に不純物がたまることで頭痛が生じます。こうした内的要因が重なりあって血流障害を起こしてしまうこともあります。原因はさまざまなので、一度医師の診断を受けることは大切です。

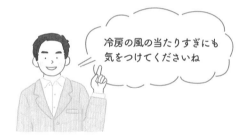

冷房の風の当たりすぎにも気をつけてくださいね

よく使われる漢方薬

・半夏白朮天麻湯
（はんげびゃくじゅってんまとう）
水分の巡りを改善し、
めまいや頭痛をとりのぞく

・呉茱萸湯（ごしゅゆとう）
おなかを温め、冷えをとる。胃腸を整える

・桂枝茯苓丸（けいしぶくりょうがん）
血行をよくして熱（ねつ）のバランスを整える

＊紹介した漢方薬は一例。症状や体の状態にあわせて使用する漢方薬はたくさんあるので、専門家に相談を。

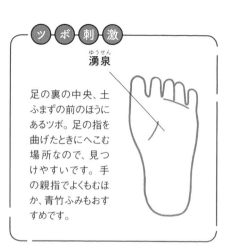

ツ・ボ・刺・激

湧泉（ゆうせん）

足の裏の中央、土ふまずの前のほうにあるツボ。足の指を曲げたときにへこむ場所なので、見つけやすいです。手の親指でよくもむほか、青竹ふみもおすすめです。

食養生

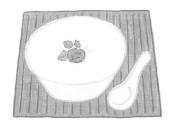

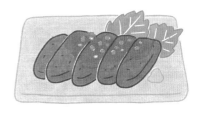

朝食をおかゆにする

朝、起きたときは体温が低くなっているので、体温よりも冷たいものを食べてしまうと体の組織を収縮させてしまいます。ですから、朝食には温かいおかゆがおすすめです。体が温まると血流が巡りやすくなり、頭痛の原因をとることにつながります。

レバーを食べる

レバーといえば、鉄分が豊富な食材として知られていますね。頭痛は血不足によって起こることもあるので、食事でしっかりと血を補うことも大切です。レバーのほかには、黒豆、黒ごまなどの黒いものや、なつめ、まぐろなどの赤いものもおすすめです。

養生法

腹式呼吸で腎を刺激する

腹式呼吸の深呼吸は、万能な健康法。腎への刺激になるので、腎を守ることにもつながります。呼吸をするときは、鼻から吸った空気が背骨を通り、骨盤の中、下腹に広がるのをイメージしましょう。

▶ 深呼吸→P90

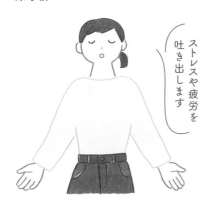

ストレスや疲労を吐き出します

目を休める

中医学では、目の疲労も血の消耗につながると考えます。スマホやパソコン、テレビを見ている時間が長くなって目が疲れると、血が不足し、体内の熱をうまくコントロールできなくなり、やがて頭痛を起こしてしまうのです。そのため、就寝前はとくに、なるべくスマホを見ないようにし、意識的に目を休めましょう。ホットアイマスクで目のまわりを温めるのもいいですね。

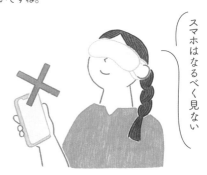

スマホはなるべく見ない

めまい

ストレスや栄養不足がめまいの原因に

　めまいの原因は3つです。ひとつは栄養不足。脳の栄養物質となる血、精、気が十分に脳に行きわたらないと、脳の働きが低下してめまいにつながります。2つめは、ストレスがたまって怒りが生じること。怒りは熱に変わり、熱が火に変化するとめまいが生じやすくなります。

　3つめは、偏食や暴飲暴食。甘いものや脂っこくて味の濃いもの、水分などのとり過ぎにより胃腸に負担がかかると、「痰湿」というドロドロしたヘドロのような病理産物がうまれ、それが頭にいくことで頭がフラフラしたり、頭重やめまいが生じることがあります。

よく使われる漢方薬

- **苓桂朮甘湯**（りょうけいじゅつかんとう）
  気を巡らせ、余分にたまった水をとりのぞく

- **釣藤散**（ちょうとうさん）
  気や血の巡りを整える。
  ストレスで血圧が上がる人に

＊紹介した漢方薬は一例。症状や体の状態にあわせて使用する漢方薬はたくさんあるので、専門家に相談を。

ツ・ボ・刺・激

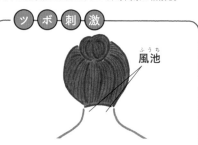

風池

少し上を向くと、背骨から上がっていったところに指が止まるくぼみがあります。そのくぼみと耳の下を結んだ中間点が風池のツボです。熱がたまっていると、押したときに痛みを感じることがあります。

食養生

きのこ、野菜、海藻をさっぱりした味つけで

食生活を見直し、脂っこいものを控えて偏食を改善しましょう。きのこ類、野菜、海藻は食物繊維が豊富なので、痰湿を排出する効果があります。生のままではなく、火を通してたっぷり食べましょう。味つけはポン酢やノンオイルドレッシングなど、さっぱりしたものを使いましょう。

温野菜を
ポン酢で！

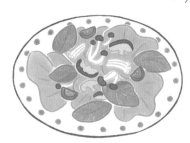

養生法

休むことを習慣にする

脳に栄養が不足してめまいが起きているときは、まず休息をとるようにしてください。日ごろの疲れがたまっていくと、それがめまいにつながることもあります。「休む時間」を毎日の生活の中に組み込むようにしましょう。

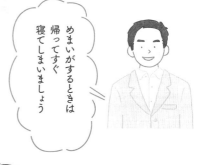

めまいがするときは帰ってすぐ寝てしまいましょう

睡眠時間をしっかり確保することが大前提。脳を休めて血、精、気を養いましょう。

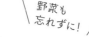
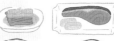
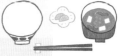

野菜も忘れずに！

夜　昼

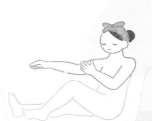

めまいの症状が重くなければ、帰宅後は湯船につかりましょう。お湯につかることで一日の疲労がやわらぎます。

栄養を補うためにも、朝食を食べましょう。黒豆、黒ごま、のりなどの黒いものもおすすめ。

昼休みの時間もしっかり確保

香りで気を巡らせる

怒りやストレスによるめまいには、香りがおすすめです。中医学ではストレスがたまった状態＝気が巡っていない状態だと考えるので、香りを使って気を巡らせようというわけです。好みのアロマを使ったり、セロリや柑橘類を食べたりするようにしましょう。

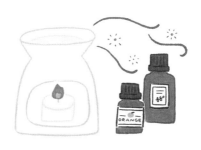

耳鳴り

原因は腎の弱りや血の巡りが滞っていること

腎が弱くなると、実際には発生していない音を感じてしまうことがあります。原因のひとつは、加齢による衰え。低音で「ブーン」という音を感じるのが特徴です。一方、ストレスや精神的な不安定から感じる耳鳴りは、「キーン」という高音やセミの鳴き声に似た音を感じます。これは気の流れがよくない証拠です。風が吹いたような「ゴー」という耳鳴りは、血の流れが滞っていることが多いので、肩こりを伴うこともあります。

よく使われる漢方薬

・七物降下湯（しちもつこうかとう）
　気、血を増やし、高血圧による
　症状を改善する

・竜胆瀉肝湯（りゅうたんしゃかんとう）
　興奮をしずめる。激しくうるさい耳鳴りに

＊紹介した漢方薬は一例。症状や体の状態にあわせて使用する漢方薬はたくさんあるので、専門家に相談を。

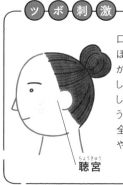

ツ ボ 刺 激

口を開けたときにくぼみができるところが聴宮。聴宮の少し上には耳門、少し下には聴会というツボがあるので、全体を人差し指で、やさしく押しましょう。

聴宮

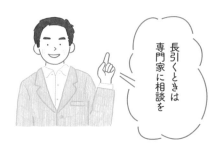

長引くときは専門家に相談を

養生法

ハーブティーを飲む

ストレスとは気が巡っていない状態なので、香りを使って気を巡らせます。ねぎやしそ、にら、セロリなどの香味野菜をはじめ、柑橘類、ハーブなどもおすすめです。また、イライラやストレスを感じたら、深呼吸をしましょう。体内によい気がたっぷり流れ込み、リフレッシュできますし、気の巡りがスムーズになります。

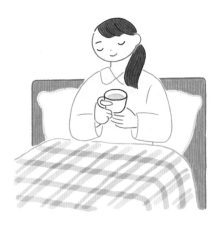

花粉症

花粉症の対策は冬のうちから

花粉から身を守るため、体のバリア機能が過剰に反応し、鼻水が出たり、熱っぽくなったりします。春になると症状が出てつらい人は、冬のうちに体質改善に取り組んで、花粉に対するバリアとなる「衛気」をためていきましょう。症状は大きく2つに分けられ、対策が異なります。鼻水やくしゃみが出る「冷えタイプ」は体を温めるものを。目や肌が赤くなる「熱タイプ」は熱を冷ますものをとり入れてください。

よく使われる漢方薬

・玉屏風散（ぎょくへいふうさん）
　衛気を補い、花粉から身を守る

・小青竜湯（しょうせいりゅうとう）
　冷えがあり、水っぽい鼻水や痰に

・辛夷清肺湯（しんいせいはいとう）
　熱っぽくネバネバした濃い鼻水や痰に

　＊小青竜湯、辛夷清肺湯はあくまで対処療法なので、長期には使用しません

＊紹介した漢方薬は一例。症状や体の状態にあわせて使用する漢方薬はたくさんあるので、専門家に相談を。

養生法（ようじょうほう）

乾燥を防ぐ

衛気（えき）をためるポイントのひとつは「呼吸」です。深い呼吸で新鮮な空気をたっぷり吸い込んで、衛気（えき）をためましょう。衛気が皮膚や鼻、口をおおうことで花粉に対するバリアになります。気をつけたいのは、冬。乾燥した冷たい空気を吸い込むことで、肺（はい）に負担がかかります。冬はやかんでお湯をわかすなど、室内の空気にうるおいを与えましょう。

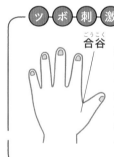

ツ・ボ・刺・激

合谷（ごうこく）

親指と人差し指のつけ根の谷になった部分に合谷（ごうこく）というツボがあります。鼻づまり、目の充血など、花粉症の症状を軽減するといわれています。

食養生（しょくようじょう）

加熱した野菜を食べる

なるべく加熱した野菜をたっぷりとるよう、心がけてみてください。とくにおすすめなのは、いも類やかぼちゃ、キャベツなど。しいたけ、しめじなどのきのこ類もいいですね。

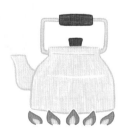

イライラ

イライラには原因が2つある

中医学ではイライラの原因を2つに分けて考えます。「心火」は自分の欲求が満たされないことで起こるイライラ、「肝火」は人間関係や追い込まれてのプレッシャーなど精神的なストレスによるものです。見分けるのは難しいですが、焦りや不安など胸のあたりで感じるのは心火で、怒りなど頭にカーッと血が上るのは肝火と思われます。イライラが慢性化すると体に余分なものが溜まりやすくなり、それが痰となって熱を帯びます。

よく使われる漢方薬

・抑肝散加陳皮半夏
（よくかんさんかちんぴはんげ）
気血を巡らせ、自律神経を安定させる

・加味逍遙散（かみしょうようさん）
のぼせを伴うイライラに

＊紹介した漢方薬は一例。症状や体の状態にあわせて使用する漢方薬はたくさんあるので、専門家に相談を。

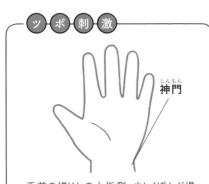

ツ ボ 刺 激

神門

手首の横じわの小指側、少しくぼんだ場所にあるのが神門というツボ。五臓の「心」を整え、ストレスをやわらげるといわれています。

養生法

2分間だけ別のことを考える

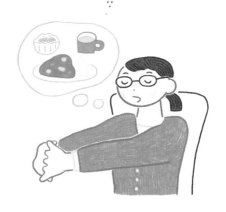

イライラをためないようにするには、気を紛らわすことが大切です。心理学者のガイ・ウィンチは心の応急手当として、「嫌なことがあったら2分間は違うことをする・考える」という方法を提唱しています。嫌なことをずっと考え続けていると、ますます嫌な気持ちが増幅します。別の方向に気をそらす工夫をしてみましょう。

食養生

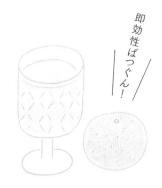

即効性ばつぐん！

急性のイライラには
グレープフルーツ

思わずカーッとなったり、イライラしたときは、急激に上がった熱を冷ます必要があります。エネルギーの巡りは肝がコントロールしているため、肝の熱を冷ます食材をとりましょう。手軽でおすすめなのはグレープフルーツジュース。すっぱいものは肝によいので積極的にとりましょう。

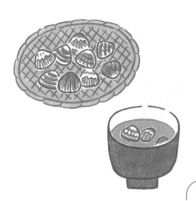

あさりを食べる

体のうるおいが不足し、イライラの原因になることも。うるおいが不足すると、熱のコントロールができなくなってしまうのです。イライラに加えて、のぼせやほてり、寝汗などの症状があるときは、うるおいを補う食材をとるようにしましょう。あさりは体をうるおすとともに、精神を落ち着けてくれるのでおすすめです。

> みそ汁に入れて食べると
> 体も冷えなくていいですね

お酒や甘いものはひかえて

お酒や甘いもの、味の濃いものばかり食べていると、体に痰熱がたまってしまいます。この熱がイライラの原因になってしまうので、これらの食材はほどほどにしましょう。大根やとうがん、海藻などの熱をとる食材は積極的に食べるようにしたいですね。

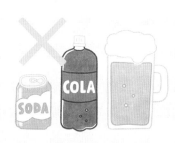

月経不順

正常な月経周期を28日前後と考えます

月経周期の乱れは、体内のエネルギー不足、血の不足、血流の乱れ、停滞に加えて、五臓の腎の弱りが原因です。月経を憂鬱に感じている人もいるかもしれませんが、女性にとっては健康のバロメーターともいえる重要なものです。中医学では正常な月経周期を28日前後と考えており、それに対して7日以上短ければ月経先期、7日以上長ければ月経後期といい、その両方をくり返す人は月経前後不定期です。さらに、その状態が3か月以上続くと月経不順と呼ばれます。

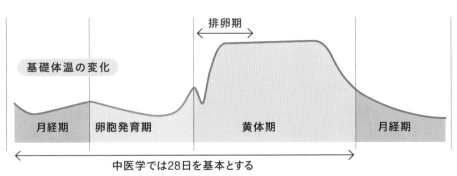

基礎体温の変化

月経期　卵胞発育期　排卵期　黄体期　月経期

中医学では28日を基本とする

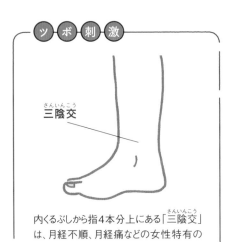

ツ・ボ・刺・激

三陰交

内くるぶしから指4本分上にある「三陰交」は、月経不順、月経痛などの女性特有の症状にも用いられます。

よく使われる漢方薬

・桂枝茯苓丸 (けいしぶくりょうがん)
　血の巡りを整える。月経痛の改善にも

・当帰芍薬散 (とうきしゃくやくさん)
　血行をよくし、体にたまった余分な
　水分をとりのぞく

・十全大補湯 (じゅうぜんだいほとう)
　気血を補う。体力が落ちているときにも

*紹介した漢方薬は一例。症状や体の状態にあわせて使用する漢方薬はたくさんあるので、専門家に相談を。

周期が短い 月経先期 の人は…

月経の周期が短いのは、エネルギー不足や、うるおいが足りず
熱がこもっていることが考えられます。
体をしっかり休めて栄養をとり、うるおいを補う対策をしていきましょう。

養生法

しっかり睡眠をとる

エネルギー不足の人も、体内のうるおいが
不足して流れが滞っている人も、睡眠はし
っかりとりましょう。体を回復させるには睡
眠が欠かせませんし、体のうるおいも夜の
うちに補われるので、夜ふかしは禁物。早
めの就寝を心がけましょう。

▶ **就寝方法→P98**

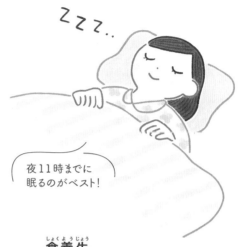

Zzz..

夜11時までに
眠るのがベスト!

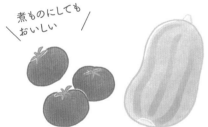

煮ものにしても
おいしい

食養生

とうがんやトマトでうるおいを

うるおいを生み出す食材をとって、血の巡りをよく
しましょう。とうがん、トマト、白菜、ゆり根、梅干し、
すいか、梨、あんずなどがおすすめです。脂っぽい
ものや辛いものは熱をこもらせるので控えます。

注意

激しい運動や長風呂はNG

健康のために運動を心がけている人は多いと思い
ますが、エネルギーを無駄に消耗しないよう、過度
な運動はさけましょう。とくにうるおいが不足してい
る人は、長風呂やホットヨガなど汗を大量にかく行
動には気をつけて。

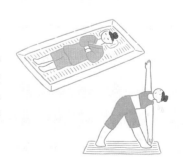

周期が長い 月経後期（こうき）の人は…

血（けつ）不足で卵子が育ちにくい状態で、婦人科系の機能が低下しているのかもしれません。
また、血（けつ）の巡りが悪くなっているときも、月経が遅れることがあります。

養生法（ようじょうほう）

スマホ断ちをする

屈伸・ストレッチをする

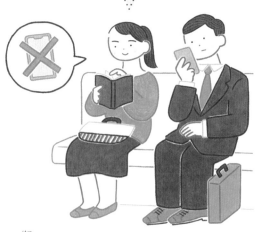

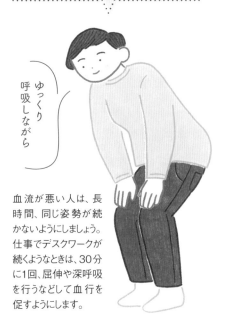

ゆっくり呼吸しながら

血（けつ）が不足している人は、目の使いすぎに気をつけます。パソコン作業の際は休憩をこまめに入れること。電車に乗っているときや寝る前などのすきま時間にスマートフォンを見てしまう習慣がある人は改めましょう。夜は機内モードにするなどして通知がこない工夫を。

血（けつ）流が悪い人は、長時間、同じ姿勢が続かないようにしましょう。仕事でデスクワークが続くようなときは、30分に1回、屈伸や深呼吸を行うなどして血（けつ）行を促すようにします。

栄養を運ぶ血（けつ）をつくる！

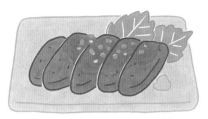

食養生（しょくようじょう）

鶏肉やレバーを食べる

血（けつ）のもとになる鶏肉やレバー、卵、ほうれんそう、にんじん、黒きくらげ、ひじき、黒砂糖、黒豆、なつめ、プルーン、くこの実、黒ごま、松の実などを食べましょう。肉類も適度に食べるようにします。

周期が不規則 な 月経前後不定期 の人は…

ストレスや疲労が原因で気の流れが滞っていたり、腎が弱っていることが原因かもしれません。気の流れを整え、腎に栄養を与えることが必要になります。

養生法

腹式呼吸で深呼吸

ストレスがあると、肩で息をするような浅い呼吸になっていることが多いです。浅い呼吸のときは気の流れが滞ってしまうので、しっかり吐いてしっかり吸う、腹式呼吸を心がけます。腹式呼吸は生命力をつかさどる腎を刺激し、少しずつ体に元気を与えます。

▶ 深呼吸→P90

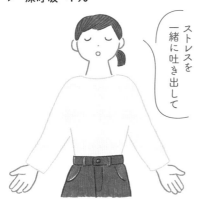

ストレスを一緒に吐き出して

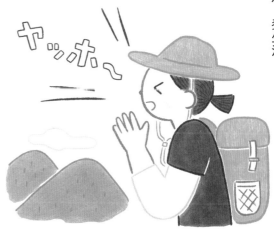

ヤッホ〜

大きな声を出す

腹式呼吸の代わりに大きな声を出すだけでも効果があります。カラオケで思いきり歌うと気の巡りがとてもよくなります。人のいないところ、あるいは自然の多い場所で、大声で叫んでみるのもいいでしょう。

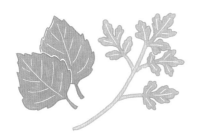

食養生

香りのよい食材を食べる

心地よく感じる香りには、気の流れをスムーズにする作用があります。パクチーやパセリ、しそをトッピングしたり、ジャスミンやミント、ローズなどのハーブティーもおすすめです。刺激や辛みのあるものは控えて。

月経痛

原因を見極め、自分にあった対策を

中医学で考える正常な月経とは、28日前後の周期で1回につき3〜7日間、症状は下腹が少し重い程度で痛みがない状態をいいます。実際には、さまざまな症状を抱えている人があり、おもに4つのタイプに分けられます。ひとつは体が冷える人。血行不良でむくみが出たり、下痢や軟便の傾向があります。2つめはストレスが多く、月経前に胸が張って痛む人、3つめはいわゆるドロドロ血液で、月経痛のほか肩こりや頭痛があるのも特徴です。4つめは血が不足する人で、頭痛やめまいが起きやすいです。

よく使われる漢方薬

- 桂枝茯苓丸(けいしぶくりょうがん)
  体を温める、血流を促す
- 折衝飲(せっしょういん)
  血流を改善し、痛みをやわらげる

＊紹介した漢方薬は一例。症状や体の状態にあわせて使用する漢方薬はたくさんあるので、専門家に相談を。

ツ・ボ・刺・激

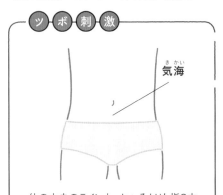

気海(きかい)

体の中央のライン上、おへそよりも指2本分下にあるのが「気海」です。指でやさしく刺激したり、お灸やカイロなどで温めたりするのがおすすめ。

食養生(しょくようじょう)

温かい食事が基本！熱(ねつ)を生む食材をとって

冷えるタイプに限らず、月経中はとくに体を冷やさないようにしましょう。そして体を温める食材を積極的にとることです。おすすめなのは、しょうが、玉ねぎ、にんにく、鮭など。スープでいただけば、体の内側からポカポカ温まりますよ。

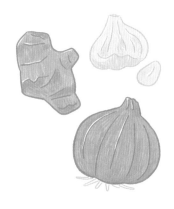

養生法

時間に余裕をもって 行動する

ストレスによって月経痛が起こることもあるので、月経期間中はなるべく心おだやかに、のんびり過ごしましょう。焦りを感じるのはよくありません。いつも以上に時間に余裕をもって行動してください。出勤の時間を10分早めるだけでも、気持ちにゆとりが生まれます。

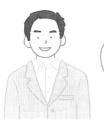

もちろん、体を冷やさないことは大前提です。あたたかい服装をしてくださいね

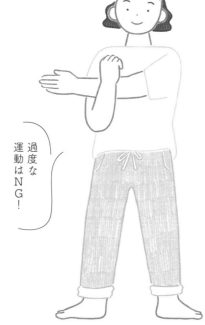

過度な運動はNG！

ストレッチなどの 軽い運動をする

月経中は血が不足したり、滞ったりするので、適度に運動して血を巡らせることが大切です。ただし、汗を流すような激しい運動は禁物。エネルギーを消耗してしまいます。ストレッチやラジオ体操、散歩などの軽い運動を心がけ、意識的に深呼吸をしてみてください。

PMS（月経前症候群）

気の流れが停滞し、気持ちが不安定に

　月経が始まる1週間くらい前から、さまざまな不快な症状が起こります。おもな原因は、気の流れが停滞すること。精神的に不安定になることが多いのも特徴です。熱を帯びてカーッとなったり、イライラしたり、怒りっぽくなったり、落ち込む、集中できないといった状態になることもあります。体に変化が生じることもあり、ストレスが原因で赤いニキビができたり、食欲が増したり、逆に食欲が減退したりします。また、胃腸が弱っているときは、食べすぎによっても、むくみや便秘につながります。

よく使われる漢方薬

・当帰芍薬散（とうきしゃくやくさん）
　月経前のむくみの軽減に

・加味逍遙散（かみしょうようさん）
　気を下ろして熱を冷まし、
　イライラをやわらげる

＊紹介した漢方薬は一例。症状や体の状態にあわせて使用する漢方薬はたくさんあるので、専門家に相談を。

ツ ボ 刺 激

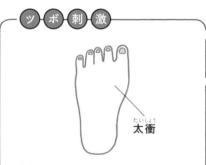

太衝（たいしょう）

親指と人差し指の間の、骨が交差するV字のくぼみにあります。親指の骨に沿って足首の方向になぞると、ちょうど指が止まるところです。ここを刺激すると、ストレスがやわらぐといわれています。

食養生（しょくようじょう）

魚貝類・いか・たこを食べて肝の機能を活性化

中医学では、PMSの一因は肝（かん）の機能低下が原因と考えられています。月経前の時期は肝（かん）を養う食材を積極的にとるようにし、症状の軽減をめざしましょう。代表的な食材は、魚貝類です。いか、たこ、かに、まぐろ、いわしなど。野菜ではセロリや春菊、三つ葉、にんじん、菜の花などがあります。

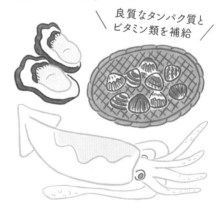

良質なタンパク質とビタミン類を補給

養生法

早寝早起きを心がける

中医学では、PMSを「肝血が不足し、気の循環が滞った状態」と捉えています。肝は血の栄養で正常に機能しているのですが、月経の時期には全身の血が子宮に集まるので、血不足になると考えられているのです。不足した血を補うため、十分な睡眠時間を確保しましょう。血は寝ている間につくられます。

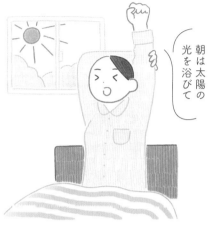

朝は太陽の光を浴びて

自然のエネルギーをチャージ

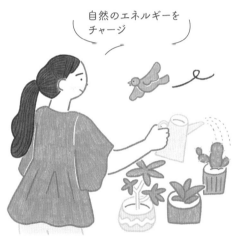

自然に触れてリラックス

自然に触れることで、気が巡って気分がすっきりするでしょう。外へ出て散歩をするのがおすすめですが、植物に水をやったり、木の素材のものに触れたりするだけでもよいのです。

▶ 自然に触れる→P100

PMSには3つのタイプがある

肝気鬱結タイプ

体内の気の流れが停滞しています。気分のアップダウンがあり、ストレスや睡眠不足で疲れがたまるタイプです。不足している血を補い、気の流れを整えていきましょう。食材はレバー、鶏肉、にんじん、ねぎ、セロリ、せり、黒豆、黒ごまなどがおすすめ。

肝腎陰虚タイプ

体内のうるおいが不足し、体や内臓が弱っています。熱がこもり、顔がほてったり、ニキビができたりします。黒豆などの豆類、くこの実などの種実もの、体を元気にするえび、かき、鮭、あさりなどの魚貝類をとるようにしましょう。

肝脾不和タイプ

ストレスにより胃腸が弱くなるタイプです。ストレスを紛らわすために、甘いものや脂っぽいもの、冷たいものなど体に負担がかかるものが無性に食べたくなります。これらを控えるとともに、毎日の食事で胃腸にやさしい山いもや豚肉をとりましょう。

胃痛

脾胃の弱りは、エネルギー不足を引き起こす

胃もたれや胃痛は、中医学において消化を担う脾胃の機能が低下した状態です。脾胃が弱ってしまうおもな理由は、暴飲暴食や、脂っこいもの、甘いもの、冷たいものを食べすぎるなど、偏った食生活です。これらは消化が悪いため、消化器の働きに悪影響を及ぼします。胃腸が弱くなるとエネルギーが不足して、気や血の流れが滞り、元気がなくなります。エネルギー不足を予防するには、食べすぎや飲みすぎに気をつけること。そしてリラックスを心がけて生活するようにしましょう。

よく使われる漢方薬

・六君子湯（りっくんしとう）
　胃腸の働きを高める。
　胃もたれや胸やけのときにも

・半夏瀉心湯（はんげしゃしんとう）
　つかえ感、ムカムカや下痢を軽減

・平胃散（へいいさん）
　胃腸にたまった余分な水分を排出する

＊紹介した漢方薬は一例。症状や体の状態にあわせて使用する漢方薬はたくさんあるので、専門家に相談を。

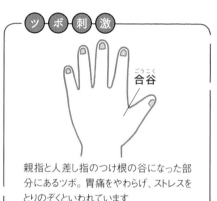

ツ ボ 刺 激

合谷
ごうこく

親指と人差し指のつけ根の谷になった部分にあるツボ。胃痛をやわらげ、ストレスをとりのぞくといわれています

食養生
しょくようじょう

脾胃を元気にする
さつまいもをおかゆに

暴飲暴食をさけ、消化のよい食べもので養生してください。とくにおすすめしたいのは、いも類。さつまいものおかゆを食べて脾胃を元気にしましょう。ヨーグルトなどはおなかによいと思われがちですが、中医学では、脾胃が弱っているときはさけるべきと考えられています。また、ねばねば系の食材も消化されにくいので注意しましょう。

お好みの
やわらかさまで
煮て完成

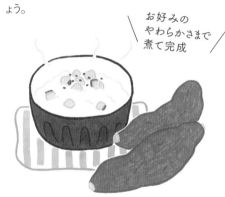

養生法

深呼吸で気を巡らせる

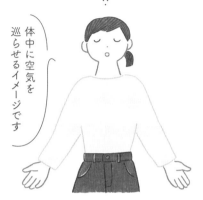

体中に空気を
巡らせるイメージです

気の巡りの悪化が、胃痛を招くことも。深呼吸で
気を巡らせましょう。

▶　深呼吸→P90

食後に足ぶみをする

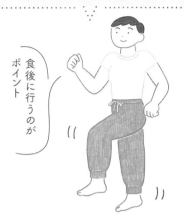

食後に行うのが
ポイント

食後には、消化のために胃腸に血液が集中します。
集まった血液を全身に巡らせるために、300回を
目安に足ぶみしてください。

▶　足ぶみ→P92

少しでも早く眠る

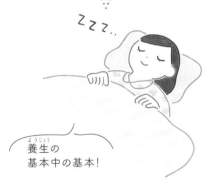

ZZZ...

養生の
基本中の基本!

なるべく早く眠るようにし、脾胃を休めてください。
理想は夜11時には寝ていること。早く眠るコツは
早起きすることです。

▶　就寝方法→P98

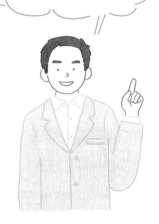

胃腸が弱ると、
気血をつくる力が低下します。
早めの養生を!

便秘

胃腸はストレスに弱く、影響を受けやすい

便秘の原因はいくつか考えられます。ひとつは、過労や加齢が原因で腸のうるおいが不足し、便が乾燥して出にくくなっている状態です。2つめは、ストレスや過食で体に熱がこもり、便が乾燥して硬くなっている状態です。また、ストレスで消化力が低下して、便秘と下痢をくり返す場合もあります。胃や腸の働きは過労や食生活の乱れによっても低下するので、生活習慣を見直すことが大切。毎日食べたものをノートに記録して食生活を見直したり、睡眠をしっかりとる、深呼吸するなどを心がけましょう。

よく使われる漢方薬

・麻子仁丸（ましにんがん）
腸をうるおし、便をやわらかくする

・潤腸湯（じゅんちょうとう）
うるおいを補い、便を出しやすくする

・桃核承気湯（とうかくじょうきとう）
こもった熱を冷まし、便通を促す

・大黄甘草湯（だいおうかんぞうとう）
腸の運動を活発にする。腹痛をやわらげる
＊長期の連用は便秘の悪化を招くのでさけましょう

＊紹介した漢方薬は一例。症状や体の状態にあわせて使用する漢方薬はたくさんあるので、専門家に相談を。

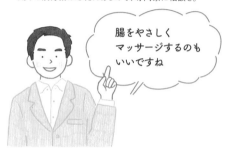

腸をやさしく
マッサージするのも
いいですね

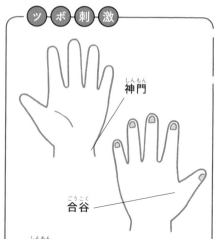

ツ ボ 刺 激

神門

合谷

「神門」は、手首のつけ根の横ジワと、小指から手首に下ろした線が交わるあたりにあります。便秘の原因となるストレスをやわらげます。親指と人差し指のつけ根の谷の部分にある「合谷」のツボ周辺を、指でもみほぐすのもおすすめ。

養生法

散歩でストレスを発散する

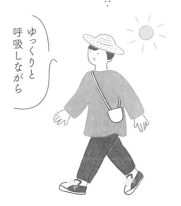

ゆっくりと呼吸しながら

環境の変化に弱く、ストレスで便秘になりがちな人は、意識的に気分転換をしてください。自然に触れながら散歩をするのがおすすめです。

▶ **自然に触れる→P100**

足腰を冷やさないように

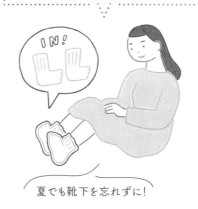

IN!

夏でも靴下を忘れずに！

胃腸は冷えに弱いので、日ごろから防寒保温を心がけましょう。とくに、足腰を冷やさないように、下着や靴下で対策を。

▶ **冷やさない暮らし→P94**

食養生

しょうがで体を温めて排泄力アップ

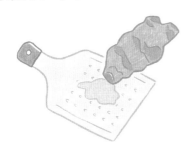

胃腸は冷えに弱いので、体が冷えると働きが弱くなり、便を排泄する力が弱まることがあります。食事では体を温める食材をとりましょう。代表的な食材はしょうが。そのほか、くるみや松の実、いも類、米などもおすすめです。

すいかや、りんごでうるおいを補う

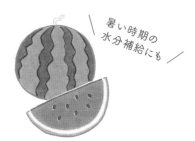

暑い時期の水分補給にも

腸内のうるおいが不足し、便秘になることも。すいか、りんご、きゅうり、バナナなどを食べて熱を冷まし、うるおいを保ちましょう。辛いものや油っこい食べものは、熱を発生させて腸のうるおいが低下するのでさけましょう。

下痢

不摂生やストレスが
下痢の原因になります

　食生活が乱れていたり、ストレスや疲労がたまると、消化吸収を担う脾胃の働きが弱って下痢が起こりやすくなります。消化吸収がうまくいかないと、栄養やエネルギーをとったり、うるおいを生み出す力が弱くなるため総じて元気がなくなり、倦怠感を感じたり、無気力になったりします。加えて、手足の冷えがあるなど冷え性の人は、胃腸を動かすための生命エネルギー自体が不足して、下痢が長引くことがあります。

養生法
ようじょうほう

┄┄┄┄┄┄┄┄┄┄┄┄┄┄┄┄┄
　　　湯船で体を温める
┄┄┄┄┄┄┄┄┄┄┄┄┄┄┄┄┄

体を温めることを意識するのと同時に、体を冷やさない生活をしましょう。服装をあたたかくする、氷入りの飲みものはさける、アイスなど冷たい食べものは控える、冷房の効きすぎに気をつける、プールに入らないなど。お風呂はシャワーですませずに湯船で全身浴を心がけて、おなかや腰まわりをしっかり温めるようにしてください。

よく使われる漢方薬

・胃苓湯 (いれいとう)
　余分な水分をとりのぞく。
　冷えからくる下痢に

・半夏瀉心湯 (はんげしゃしんとう)
　胃腸を守り、消化や吸収を助ける

・桂枝加芍薬湯 (けいしかしゃくやくとう)
　腸が過敏で下痢と便秘をくり返す場合に

＊紹介した漢方薬は一例。症状や体の状態にあわせて使用する漢方薬はたくさんあるので、専門家に相談を。

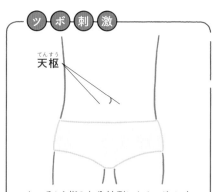

ツ　ボ　刺　激

天枢
てんすう

おへそから指2本分外側にあるツボで、左右にあります。胃腸の働きを助けるほか、疲労の回復にも効果的だといわれています。

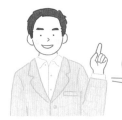

おなかにいいとされるヨーグルトも、うるおいを与える食材なので気をつけてください

尿のトラブル

冷えやストレスなどで
腎（じん）と膀胱（ぼうこう）が弱っているかも

　尿のトラブルは、中医学では膀胱と腎（じん）の問題だとしています。膀胱は尿をためる場所であり、腎（じん）は尿をつくり出す場所。膀胱と腎（じん）の２つの内臓が連帯して体内の水分コントロールを担っており、これらの臓器のいずれかが弱くなると、尿のトラブルが起こります。食生活の乱れやストレスなども腎（じん）に負担をかける原因のひとつです。また、寒くて体が冷えていると、汗の量が少ない分だけ膀胱に尿がたまりやすくなります。冬に尿もれが起こりやすいのはそのためです。

養生法（ようじょうほう）

> #### カイロで腰を温める

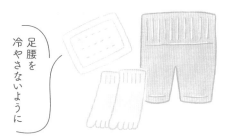

足腰を冷やさないように

日ごろから冷え性の人は、頻尿や尿もれが起こりやすい傾向にあります。カイロを貼ったり、腹まきを用いたりして、冷えを遠ざけましょう。

▶ 冷やさない暮らし→P94

よく使われる漢方薬

・八味地黄丸（はちみじおうがん）
　体を温め、冷えによる頻尿を軽減

・猪苓湯（ちょれいとう）
　排尿時の痛みや、残尿感がある場合に

＊紹介した漢方薬は一例。症状や体の状態にあわせて使用する漢方薬はたくさんあるので、専門家に相談を。

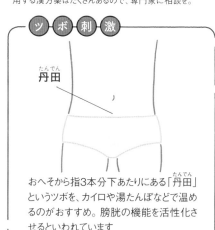

ツ ボ 刺 激

丹田（たんでん）

おへそから指3本分下あたりにある「丹田（たんでん）」というツボを、カイロや湯たんぽなどで温めるのがおすすめ。膀胱の機能を活性化させるといわれています

食養生（しょくようじょう）

木の実を食べる

腎（じん）によいとされる食べものは木の実などの実ものです。尿トラブルには、栗。食べるのに手間がいりそうですが、砂糖がまぶされていないむき栗などは、手軽に食べられるのでおすすめです。ほかにも、ぎんなんやくこの実、くるみ、松の実など。そのまま食べたり、サラダにトッピングするなど積極的にとってくださいね。

低血圧

気の巡りが滞り、エネルギーが足りなくなっている状態

　中医学において、血を体に巡らせるのは、気というエネルギーの働きによります。ところが、過労が続いていたり、慢性的な病気があったり、高齢の方、精神的にストレスを抱えているときは、気が弱くなっているためエネルギーが足りず、低血圧になります。また、血をつくるもとになるうるおいや、血そのものが不足していると、血管に圧力がかからないので低血圧になります。胃腸が弱く、エネルギーやうるおいをつくる力が弱い人も気をつけてください。

食養生

レバーで血を補う

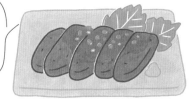

うるおいと血を補う！

血不足によって低血圧を引き起こしている場合は、血を補う食べものを積極的にとってください。レバーをはじめ、鯖、かき、ほうれんそう、山いも、黒豆などがおすすめです。

よく使われる漢方薬

・婦宝当帰膠（ふほうとうきこう）
　気、血をつくり、血の巡りを改善する

・四君子湯（しくんしとう）
　消化吸収を促し、気を補う

＊紹介した漢方薬は一例。症状や体の状態にあわせて使用する漢方薬はたくさんあるので、専門家に相談を。

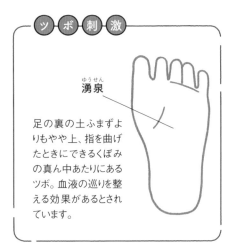

ツ　ボ　刺　激

湧泉（ゆうせん）

足の裏の土ふまずよりもやや上、指を曲げたときにできるくぼみの真ん中あたりにあるツボ。血液の巡りを整える効果があるとされています。

養生法

意識して休む日をつくる

エネルギーの消耗を防ぐためにも、休息をしっかりととりましょう。時間ができたら休むのではなく、「今日は休む日」と決めることが大切です。エネルギーのもとになる食材をとるのもおすすめです。肉なら牛肉や鶏肉、魚貝類ではえびやうなぎ、野菜なら山いもやかぼちゃ、玉ねぎ、にんにくなど。果物も適度にとりましょう。

高血圧

高血圧には急性のものと慢性的なものがあります

高血圧には急性と慢性があります。急性の原因はストレスやイライラによって体に熱が発生して血流が異常に速くなるのです。その結果、血圧が高くなります。めまいや頭痛が出たり、顔が紅潮する、便秘などの症状があらわれることもあります。一方、慢性の高血圧は食生活の乱れや血行障害などからいわゆるドロドロ血液になり、血が流れるために強い圧力がかかっています。頭痛や胸の痛み、しびれ、冷えなどが生じることもあります。

よく使われる漢方薬

・釣藤散（ちょうとうさん）
気の上昇を抑える。
頭痛やめまいの緩和にも

・七物降下湯（しちもつこうかとう）
血の不足による血圧の上昇に

＊紹介した漢方薬は一例。症状や体の状態にあわせて使用する漢方薬はたくさんあるので、専門家に相談を。

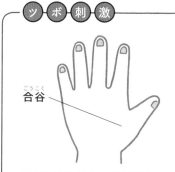

ツ ボ 刺 激

合谷（ごうこく）

親指と人差し指のつけ根の谷になった部分にあるツボ。胃痛やストレスをやわらげ、血圧を下げるといわれています。

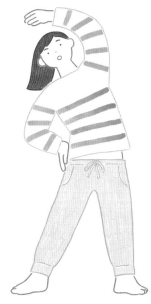

養生法（ようじょうほう）

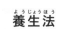

適度な運動を心がける

高血圧は、血液を流すために余計な圧力がかかっている状態です。圧力をかけなくともスムーズに流れるようにするには、適度な運動をするといいでしょう。同じ姿勢が続くときはこまめにストレッチをしたり、合間を見つけて散歩や深呼吸をしましょう。湯船につかって体を温めるのもおすすめです。

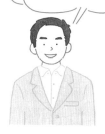

自分なりのストレス発散法を見つけられるといいですね

177

口内炎

口内炎の原因は
脾や心にたまった熱

　中医学では、口のトラブルは胃腸などの消化器系を指す「脾」、舌は心臓や精神領域を指す「心」と関連があると考えます。つまり口内炎ができるのは、脾や心に熱が生じ、炎症が起きている状態として捉えます。それらの症状が外的要因であれば実熱、内的要因であれば虚熱と呼びます。実熱の口内炎は急性で2〜3日で治ることが多いですが、虚熱の口内炎は同じところに何度もくり返しできることが多いです。

養生法

少しでも早く眠る

夜11時には就寝！

腎に蓄えられた陰を補うために、早寝早起きを心がけましょう。夜ふかしを続けて体内のうるおいが減ると、体の寒熱のバランスが崩れて口内炎の原因になります。

▶　就寝方法→P98

よく使われる漢方薬

・黄連解毒湯（おうれんげどくとう）
　体を冷やして熱をとり、胃炎などをしずめる

・半夏瀉心湯（はんげしゃしんとう）
　気の巡りを整え、炎症をしずめる

＊紹介した漢方薬は一例。症状や体の状態にあわせて使用する漢方薬はたくさんあるので、専門家に相談を。

ツ　ボ　刺　激

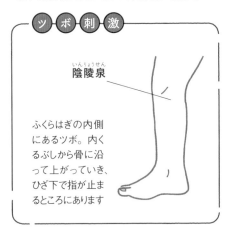

陰陵泉（いんりょうせん）

ふくらはぎの内側にあるツボ。内くるぶしから骨に沿って上がっていき、ひざ下で指が止まるところにあります

食養生

野菜やフルーツで
熱を鎮静させる

食生活の乱れによって脾胃に負担がかかると、そこに熱がこもって口内炎ができることがあります。トマトやきゅうり、とうがん、ゴーヤー、すいか、いちご、りんごなどの食材は熱を冷ましてくれるので、積極的に食べるようにしてください。熱いものや、味のこいものはさけたほうがよいでしょう。

第5章

食材ミニ事典

体質や症状に適した食材を
適した方法でとるのが食養生。
食材ごとの性質や働きを紹介します。

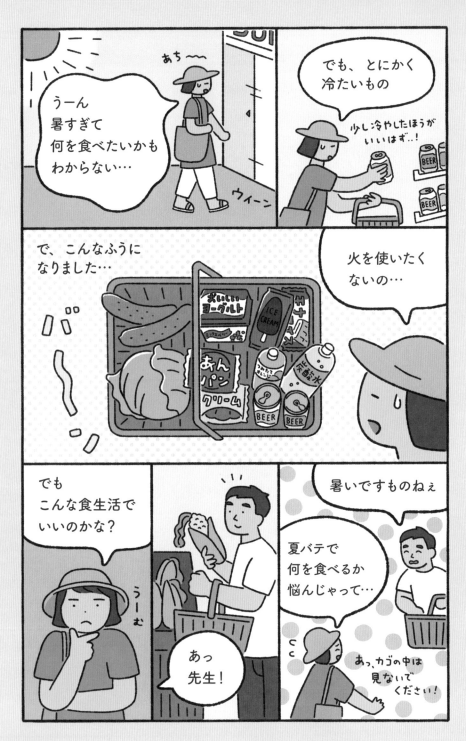

迷ったときは
まず、旬の野菜を
火を通してとるのが
間違いないですよ

とうもろこしは
皮のままレンチン
すればOKですよ！
ラップなしで
1本3～4分
(600w)くらい

あと
おかゆ(→ P188)は
基本です。
おすすめです

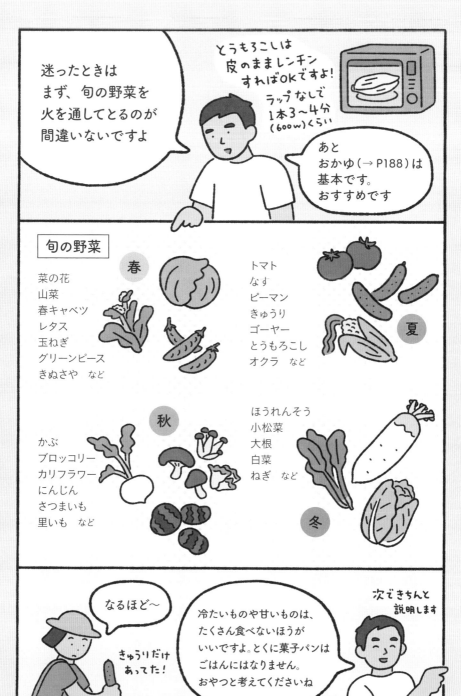

旬の野菜

春

菜の花
山菜
春キャベツ
レタス
玉ねぎ
グリーンピース
きぬさや　など

夏

トマト
なす
ピーマン
きゅうり
ゴーヤー
とうもろこし
オクラ　など

秋

かぶ
ブロッコリー
カリフラワー
にんじん
さつまいも
里いも　など

冬

ほうれんそう
小松菜
大根
白菜
ねぎ　など

なるほど〜

きゅうりだけ
あってた！

冷たいものや甘いものは、
たくさん食べないほうが
いいですよ。とくに菓子パンは
ごはんにはなりません。
おやつと考えてくださいね

次できちんと
説明します

食養生で自然治癒力を高めましょう

食事は、養生のなかでも、とても重要な要素です。

中医学には、症状の緩和が目的の「標治」と、根本の改善をめざす「本治」があります。漢方薬では標治と本治を行うものがありますが、食養生でも標治と本治が可能です。食べたものが体をつくり、気・血・水を生み出しているからです。

中医学では食べものにも、それぞれに性質があると考えます。五性（→P184）、五味（→P186）といい、食養生を考えるときの大きな指針になります。そのときどきの体のようすをふまえて、作用の合う食べものを選びましょう。

さらに、胃腸を弱らせる食べものをできるだけさけるようにするのが、食養生の基本です。気をつけたい食べものを下にあげました。まったく食べてはいけないわけではありませんが、大量に食べたり、食べ続けたりするのはさけましょう。

中医学的 気をつけたい食べもの

以下のものは脾胃の機能を低下させ、病気の要因をつくるとされています。

甘いもの
チョコレートやクッキーなど、甘いお菓子は、滞る性質を持っています。その滞りが湿邪（病気の原因に変化したもの）となります。

油っこいものや肉類
揚げもの、スナック菓子、肉類は、消化吸収されにくく、湿熱（巡りをはばむもの）となります。

香辛料の多いもの
唐辛子やカレーなどの刺激の強いものは熱性があり、体内で熱を生じ、湿熱（巡りをはばむもの）の原因に。

コーヒー
興奮性が強く、熱を生みます。

アルコール類
湿熱（巡りをはばむもの）を生みます。

洋食・加工食品
ハンバーガーなどのファーストフードやケーキなどは、油が多くて消化吸収されにくく、湿熱（巡りをはばむもの）となります。

牛乳・卵・魚介類
高たんぱくの動物性たんぱく質は消化吸収されにくいため、湿熱（巡りをはばむもの）を生みます。

生もの・冷たいもの
刺身やアイスクリームなどの冷たいものは、胃腸を冷やしてしまい、消化吸収を低下させ、湿熱（巡りをはばむもの）を生みます。

食で健康になるためのポイント

覚えておきたい腹八分目の目安

食べるものの選びかたとともに大切なのが、食べる量です。基本は腹八分目。腹八分目を続けていると胃腸が元気になり、脳も活性化し、心も体も安定します。

以下の3つが腹8分目の目安です。

□ **胃がもたれない**
□ **体が重くならない**
□ **眠くならない**

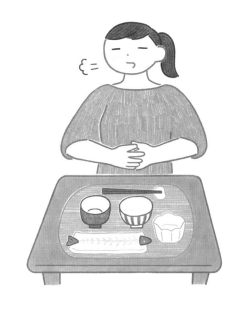

腹八分目で満足するためには、最初に1カップ（200cc）程度の汁ものを食べるといいでしょう。そのあと、おかずやごはんをゆっくりよく噛んで食べます。ひと口めは100回噛むつもりで、とくに時間をかけるといいようですよ。

また、病気の状態のときは、腹六分目から、多くても七分目とします。

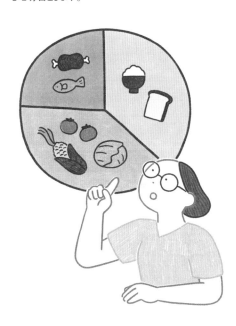

食事の黄金比は
穀類4割、野菜4割、
動物性食品2割

食事は、体質や気候風土にあったものにするのがよいとされます。ですので、わたしたち日本人は、伝統的な和食を基本とするべきです。

具体的には、旬の野菜(→P181)を中心にして「穀類4、野菜4、動物性食品2」の割合にした食事です。

穀類とは、米や麦に、大豆も含みます。動物性食品とは、肉や魚介類、卵、牛乳、乳製品などです。野菜は、最近は葉もの野菜が不足していることが多いようなので、火を通した季節の葉もの野菜を意識してとるようにしましょう。おひたしや鍋もの、みそ汁などがおすすめです。

食べものを性質で分けた 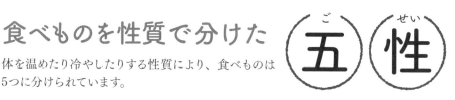五性

体を温めたり冷やしたりする性質により、食べものは5つに分けられています。

← 体を温める

五性	熱	温
特徴・働き	体を温める作用が最も強い食材です。気・血を巡らせて代謝をよくしたり、冷えを改善したりします。常に冷えを感じている人は、季節を問わず意識してとるとよいでしょう。ただし、とりすぎると興奮し、のぼせやすくなるので、適度にとるようにしてください。	体を温める作用がありますが、熱ほど強くはない食材です。体をじんわりと温め、気・血の巡りをよくして冷えをとります。胃腸を温めるので、食欲不振の改善や疲労回復にもよい作用があります。熱と同様、のぼせやすい人、熱がこもる人はとりすぎに注意してください。
おもな食材	・羊肉 ・とうがらし ・こしょう ・さんしょう ・シナモン など	・鶏肉　・にら ・牛肉　・にんにく ・あじ　・らっきょう ・いわし　・しょうが ・鮭　・みょうが ・まぐろ　・きんかん ・えび　・桃 ・まいたけ　・なつめ ・かぼちゃ　・くるみ ・菜の花　など ・玉ねぎ ・しそ

食べものには体を温めたり冷ましたりする性質があり、中医学ではそれを「食性」といいます。

食性は「熱・温・平・涼・寒」の五性に分けられ、熱と温は体を温める作用が、涼と寒は体を冷やす作用があり、平はどちらの作用も持っていません。漢方には「薬食同源」という言葉がありますが、それはこれらの性質を季節や気候の変化にあわせてとり込み、体調を整えるという考えかたです。

体を冷やす →

平

「熱・温」と「涼・寒」の中間にあり、体を温めたり冷やしたりしない食材です。どんな体質の人が食べてもよく、全身のバランスを調整します。常食には向いていますが、暑い時期に冷ませない、寒い時期に温められないので、ほかの食性の食材と組みあわせて食べましょう。

- 卵
- 豚肉
- さんま
- さば
- いか
- かき
- 米
- 黒豆
- 小豆
- 大豆
- 枝豆
- 山いも
- さつまいも
- じゃがいも
- さといも
- ゆり根
- とうもろこし
- にんじん
- ブロッコリー
- キャベツ
- 春菊
- 白菜
- しいたけ
- きくらげ
- ごま
- くこの実
- りんご
  など

涼

体を冷やす作用がありますが、寒ほど強くはない食材です。冷やすというより熱を落ち着かせ、微熱やほてり、のぼせを改善します。夏の暑い時期に食べて、体温調節をするのにもおすすめです。冷えがある人は、とりすぎないように注意しましょう。

- 豆腐
- はと麦
- 大根
- なす
- きゅうり
- オクラ
- アスパラガス
- しめじ
- ほうれんそう
- セロリ
- レタス
- 三つ葉
- 梨
- オレンジ
- 緑茶
  など

寒

体を冷やす作用が最も強い食材です。たまった熱や毒素を排出して体を冷ますため、暑い時期の体温調節や、夏バテの予防に適しています。のどの渇きを癒やし、うるおいを与えて便秘解消の作用もあります。冷えがある人は、とりすぎに気をつけましょう。

- 緑豆
- かに
- あさり
- はまぐり
- しじみ
- ひじき
- 昆布
- わかめ
- トマト
- ゴーヤー
- とうがん
- ごぼう
- れんこん
- こんにゃく
- すいか
- グレープ
  フルーツ
- キウイ
  フルーツ
- バナナ
- 柿
  など

味にも作用がある 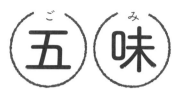五味

口にするものの味も5つに分けられ、
それぞれ作用があります。

五味	酸	苦
特徴・働き	すっぱい味のもの。引き締めて出しにくくする収斂性があり、発汗や排せつなどを正常にとどめて、出しすぎるのを防ぎます。ストレスを解消する作用も持っています。	苦い味のもの。体にたまった余分な水分や熱を排出する作用や、解毒作用があります。高ぶった精神を安定させて、イライラをしずめたり、のぼせを軽減したりする作用も。
おもな食材	・レモン ・みかん ・グレープフルーツ ・ゆず ・梅 ・いちご ・りんご ・酢 ・ヨーグルト ・ハイビスカスティー　など	・ゴーヤー　・レタス ・ピーマン　・菊花 ・セロリ　・ひじき ・ごぼう　・緑茶 ・きゅうり　・コーヒー　など ・オクラ
関係する臓器	酸は肝に働きかけて、自律神経を整え、ストレスを解消する作用があります。とりすぎると肝を傷め、胃が弱って消化不良や、筋肉を萎縮させることがあるので注意しましょう。	苦は心臓や血管など、循環器の働きを高めて全身に血液を巡らせるほか、精神の安定を図ります。とりすぎると胃腸など消化器の不調を招いたり、冷えやすくなったりするので注意して。

食べものには「酸（すっぱい）」「苦（苦い）」「甘（甘い）」「辛（辛い）」「鹹（塩辛い）」の五味があります。食べたとき、五味にはそれぞれ入りやすい臓があり、酸は肝に、苦は心に、甘は脾に、辛は肺に、鹹は腎に入り、その臓を養い、作用を高め

ます。そのため、たとえば脾が弱っているときには甘いものが食べたくなります。

味はひとつの食材にひとつとは限らず、複数の味を持ったり、味と分類が異なったりすることもあります。

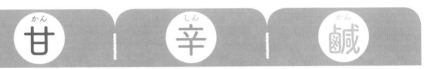

甘い味のもののことですが、食材の持つ自然な甘みを指します。滋養強壮、虚弱体質の改善、筋肉の緊張をやわらげて痛みを緩和する作用、胃腸の働きを助ける作用があります。

辛い味のもの。体を温め、発汗を促して余分な水分を発散します。気や血を体に巡らせて、寒気や熱、湿気を外に出す作用もあります。

塩辛い味のもの。体内の硬いもの、しこりなどをやわらかくして小さくする作用、便をやわらかくして便通をよくする作用があります。

・米	・山いも	・大根	・しそ	・かき	・昆布
・はと麦	・さつまいも	・ねぎ	・バジル	・はまぐり	・わかめ
・黒豆	・卵	・玉ねぎ	・さんしょう	・あさり	・塩
・大豆	・鶏肉	・菜の花	・とうがらし	・いか	・みそ
・くるみ	・豚肉	・にら	など	・えび	・しょうゆ
・くこの実	・梨	・しょうが		・いわし	など
・なつめ	・すいか	・みょうが		・たこ	
・とうもろこし	・バナナ	・にんにく		・かに	
・キャベツ	・はちみつ				
・なす	など				

脾とは胃腸を含む消化器全体のこと。甘をとることで消化を助け、栄養を全身に巡らせます。とりすぎると食欲不振や胸やけを起こし、胃腸の働きや骨を弱めてしまいます。

辛は肺に届き、呼吸器の機能や、細菌・ウイルスその他の外敵から体を守る力を高めます。便秘の人は辛を好む傾向がありますが、とりすぎると悪化するのでほどほどに。

鹹の塩辛い味は、体内の水分調節、泌尿器や生殖器のコントロールをしている腎の働きをよくする作用があります。とりすぎると腎を傷め、高血圧の原因になるので注意しましょう。

食材ミニ事典

体質や体調にあわせて食べものを選びましょう。
食養生におすすめの食材をピックアップしました。

【 米（こめ） 】 食養生の基本食材です

　漢方では生薬（しょうやく）でもある米は、体力をつけて元気を出す力があり、食養生（しょくようじょう）の基本ともいえる食材です。消化器系の不調を整える作用にもすぐれ、胃腸薬といわれるほど。また、緊張感やストレスからくる口の渇きを軽減し、イライラを抑える働きや、嘔吐や下痢を改善するなど、ほかにも多くの効果があります。

　体にいいからと玄米を食べる方も多いようですが、消化吸収が悪いので、胃腸の弱い方やおなかの調子がよくないときは、さけてください。そんなときには、白米のおかゆがいちばんです。

● こんなときに ●

・食欲がない	・焦りを感じる
・疲れている	・下痢をしている
・イライラする	・吐き気がする

五性（ごせい）	平（へい）
五味（ごみ）	甘（かん）
五臓（ごぞう）	脾（ひ）

おかゆのすすめ

　中国ではおかゆは「清腸潔胃（せいちょうけつい）」といわれ、胃腸をきれいにする薬膳（やくぜん）のひとつ。体調やおなかの調子が悪いときはおかゆで養生（ようじょう）しましょう。起き抜けの冷えた体を中から温めるので、毎日の朝食にもおすすめします。

おもちも効果あり！

　おもちは温性（おんせい）の食材。体を温める力があり、冷えによる下痢を起こしているときなどに効果的です。ただし、中医学では粘り気がある食べものは消化吸収しにくいと考えるので、元気がないときは控えましょう。

＼ おかゆかんたんレシピ ／

① 米¼合を洗い、スープジャーや保温性のあるステンレスボトルに入れます。

② 沸騰した湯を入れ、ふたをして2〜5分ほど予熱をします。

③ 湯を捨てて、再び米の6倍ほどの沸騰した湯を入れてふたをします。そのまま2〜3時間おけばできあがり。

【はと麦】 むくみをとり、美肌をつくります

中国では古くから生薬として使われ、薬膳としても食べられてきました。余分な水分を排出する作用が強く、小豆といっしょに水から煮た汁は、むくみの特効薬といわれるほど。老廃物を排出する作用にもすぐれ、痰質という体内のドロドロをとりのぞいて血の流れを改善し、肩こりや頭痛、吹き出もの、しみなどを改善します。

米に混ぜて炊いたり、煮出してはと麦茶にするのがよいでしょう。

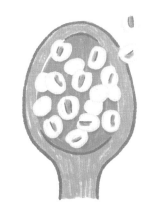

● こんなときに ●
・むくみが気になる　・肩がこっている
・下痢をしている　・肌をきれいにしたい

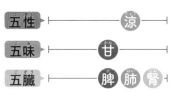

五性	涼
五味	甘
五臓	脾 肺 腎

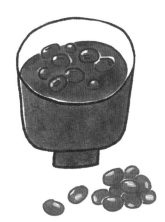

【小豆】 排出力を高めます

小豆は漢方薬にも使われる食材です。体の余分な水分を排出する作用にすぐれていて、とくに足のむくみや妊娠中のむくみ解消に適しています。砂糖が多い「あんこ」ではなく、「小豆汁」がおすすめ。小豆50gを洗い、1Lの水に入れて火にかけ、沸騰したら弱火で煮て水が6割程度に減ったらできあがり。1回に150mL飲みます。

● こんなときに ●
・むくみが気になる　・吹き出ものなどの肌荒れ
・便秘ぎみ

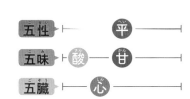

五性	平
五味	酸 — 甘
五臓	心

【黒豆】 血や生命力を補います

中医学では黒い食べものは腎の働きを高めると考えます。なかでも黒豆は血の巡りをよくし、余分な水分や不要物を排出し、生命力を補う食材です。消化器系に作用して消化を助ける、コレステロール値を下げる、疲労回復や老化防止など多くの働きがあります。

水でもどして乾かし、弱火で炒った黒豆や、やわらかく煮て汁ごと食べるとよいでしょう。

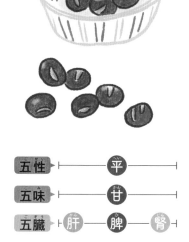

● こんなときに ●
・むくみが気になる ・月経不順
・アンチエイジングに

五性	平
五味	甘
五臓	肝 — 脾 — 腎

【緑豆】 体内の余分な熱を冷まして夏バテ解消

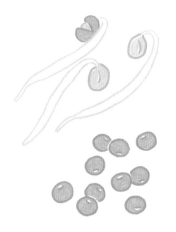

夏は暑さが体にたまり、心に負担がかかる季節です。中医学ではそんな夏バテ解消に、緑豆を用いてきました。体にこもった熱や余分な水分を排出するほか、アルコールの解毒も促します。

中国では緑豆はデザートやお茶でとるのが一般的ですが、日本ではなじみがないので、緑豆もやしでもかまいません。二日酔いのときにはスープに入れて飲むのがおすすめです。

● こんなときに ●
・夏バテの改善をしたい ・のぼせやすい
・動悸がする ・食べすぎ、飲みすぎ

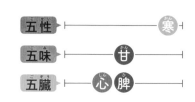

五性	寒
五味	甘
五臓	心 脾

【くこの実】疲れた目を回復させます

　目が疲れたときに用いる漢方薬「杞菊地黄丸」の成分として知られるくこの実は、肝と腎を養う作用により、目の疲労を回復させる力があります。ある程度まとまった量をとりたいので、毎日ひとつかみ（5〜15g）ほどを食べるとよいでしょう。また、足腰や骨、筋肉を強くする作用や、肺をうるおして、のどの渇きや肌の乾燥を改善する力もあります。

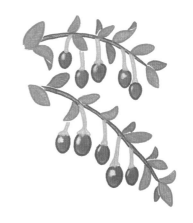

● こんなときに ●
・目が疲れている　・目がかすむ、まぶしい
・肌や髪がパサつく

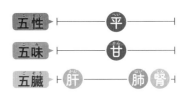

五性 ┤ 平 ├
五味 ┤ 甘 ├
五臓 ┤ 肝 — 肺腎 ├

【くるみ】脳を健康にします

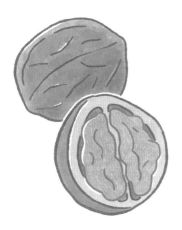

　くるみは「健脳」の効果がある食材だとされていますが、それは腎を補う力を持っているから。腎は脳に栄養を送る働きがあり、腎が弱ると記憶力や集中力の低下につながります。疲れてぼんやりするときなどは、くるみを食べて腎に元気を与えましょう。また、肺を温めて呼吸器を助けるため、咳をしずめる作用もあります。塩味がついていないものを選びましょう。

● こんなときに ●
・もの忘れしやすい　・集中力を高めたい
・咳が出る

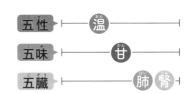

五性 ┤ 温 ├
五味 ┤ 甘 ├
五臓 ┤ 肺腎 ├

【 ごま 】 体を元気にする黒、肌トラブルには白

ごまの健康効果は古くから知られ、中国の医学書には「脳を充たし、しずめる作用がある」という記述があります。黒ごまと白ごまは、それぞれ効能が異なるので目的にあわせて使い分けましょう。

黒ごまは血（けつ）、栄養を補い、体を元気にします。中医学では血（けつ）が十分に行きわたることで美しい髪がつくられると考えられ、とくに白髪や脱毛など、髪の悩みを抱えている人におすすめです。

白ごまは、体内の余分な熱（ねつ）を冷まし、うるおいを補う力があるので、肌が乾燥する人は積極的にとりましょう。

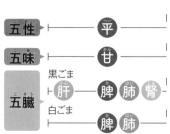

> ● こんなときに ●
> ・白髪、うす毛など髪のトラブル
> ・足腰が弱っている、力が入らない
> ・アンチエイジングに　・肌が乾燥する

五性	―	平（へい）

五味	―	甘（かん）

五臓（ごぞう）	黒ごま　肝（かん）― 脾（ひ）肺（はい）腎（じん） 白ごま　脾（ひ）肺（はい）

何にでもかけよう！

薬膳（やくぜん）としてとり入れやすいごま。毎日たっぷりと食べることで健康効果を発揮します。おひたしなどのゆで野菜、炒めもの、煮もの、ごはんなど毎食何にでもかけて食べましょう。小分けにして持ち歩くのもおすすめです。

ごまは必ずするか、切って食べましょう

ごまは殻が硬いので、そのまま食べても消化吸収されにくいのが難点です。ごまに含まれる高い効果を十分に得るためには、すりごま、切りごま、練りごまを食べるのがよいでしょう。

\ かんたんレシピ /
黒ごまミルク

(1) 豆乳150mLを小鍋に入れて、中火で温めます。

(2) はちみつ小さじ1と、すりごま（黒）大さじ1を加えて混ぜればできあがり。

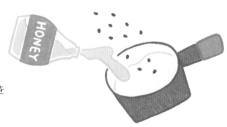

【 なつめ 】 イライラをしずめ、よく眠れます

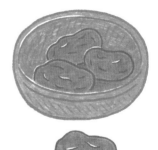

中医学では、血が不足していると栄養が十分に行きわたらず、情緒不安定や不眠を引き起こすと考えます。なつめには血を補う作用があり、精神を安定させてイライラをしずめたり、気持ちの高ぶりを抑えたりします。また、胃腸の働きを整え、滋養強壮にもよい食材です。

そのまま食べるほか、おかゆといっしょに炊いて食べてもよいでしょう。

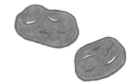

● こんなときに ●
・疲れがとれない　・食欲不振
・情緒が不安定　・眠りが浅い

五性	温
五味	甘
五臓	脾

【 すいか 】 水分を補給し、熱中症対策に

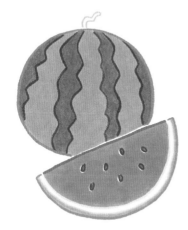

熱を冷まして、うるおいを補う漢方薬に「白虎湯」がありますが、すいかは天然の白虎湯。体内にこもった熱を冷まし、水分を補給するので、熱中症対策に最適です。塩をかけるのは甘みが引き立つほか、発汗で失われたミネラルの補給にも役立っています。中医学では鹹（塩辛い味）は体内の水分調節をする腎に作用するので、すいかに塩は理にかなっているのです。

● こんなときに ●
・のぼせやすい　・夏バテの改善をしたい
・のどが渇く　・むくみが気になる

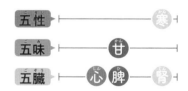

五性	寒
五味	甘
五臓	心 脾 腎

193

【 梨 なし 】 乾いた咳、のどの痛みをしずめます

　暑い夏が終わり、空気が乾燥してひんやりしてきた秋口に増えるのが、コンコンと乾いた咳。体をうるおす梨は、そんなときにぴったりな旬の食材です。のどが少しイガイガするとき、のどが痛いとき、痰がからむ咳や乾いた咳が出るのを抑えます。中医学では、梨は炎症を抑えて乾燥を防ぐなどの力があるとされ、梨を蒸した薬膳デザートもあります。

● こんなときに ●
・のどが痛いとき　・乾燥を防ぐ
・咳をしずめる

五性 ├───────涼──┤
五味 ├─酸──甘──────┤
五臓 ├────脾 肺───┤

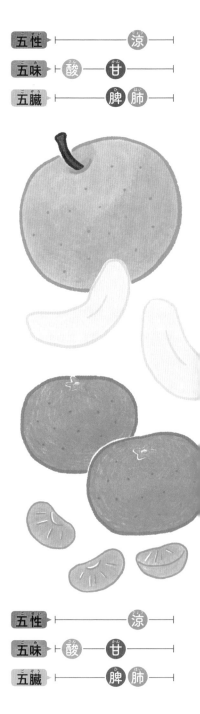

【 みかん 】 食欲の回復や気持ちの安定に

　果実には疲労回復やカゼの予防、美肌作用があります。なかでもみかんは消化器全体を担う脾に作用し、胃を動かして食欲を増進させたり、情緒の安定、自律神経を整える作用もあります。皮のままオーブントースターでこげ目がつくまで焼いて食べれば、冷やす作用を弱めることができます。

　みかんの皮を1年以上干した陳皮は漢方薬の材料となり、痰をとる働きがあります。

● こんなときに ●
・胃の調子が悪い　・気持ちを落ち着かせたい
・体をうるおしたい

五性 ├───────涼──┤
五味 ├─酸──甘──────┤
五臓 ├────脾 肺───┤

【 桃 】
もも

胃腸の働きを高め、体をうるおします

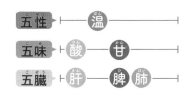

五性	温
五味	酸 — 甘
五臓	肝 脾 肺

● こんなときに ●
・胃の調子が悪い
・疲れている
・肌のトラブル

夏の果物ですが温性なため、体を温めて血行をよくする作用があります。冷やす心配がないので、妊娠中の方や子ども、胃腸が弱い人でも安心です。ただし、のぼせやすい人、イライラしやすい人は控えたほうがよいでしょう。胃腸の働きを高め、体をうるおす作用から便秘や肌荒れの改善にも役立ちます。疲労回復や夏バテの予防にも効果的です。

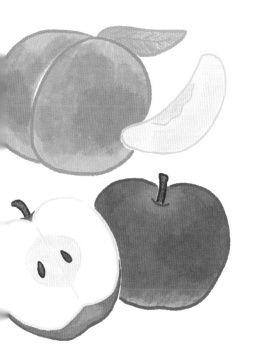

【 りんご 】

胃腸を整え、うるおいを補います

昔から「りんごが赤くなると医者が青くなる」といわれるように、りんごは健康に欠かせない果物。中医学では、体に偏った作用をしない平性の食材で、熱をとりのぞいて、うるおいを補う働きがあり、のどの渇き、胃腸の調子を整えて便秘や下痢を解消するなどの効果があります。体調がよくないときには、おろして食べてもよいでしょう。また、りんごの酸味は肝を整え、気持ちを落ち着かせます。

● こんなときに ●
・便秘ぎみ　・下痢ぎみ
・肌や髪のトラブル　・疲れている

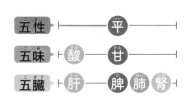

五性	平
五味	酸 — 甘
五臓	肝 — 脾 肺 腎

【 アスパラガス 】 高温多湿の時期をのりきれます

アスパラガスは、五臓(ごぞう)では消化器系を担う脾(ひ)に働きかけ、消化吸収を高める食材。余分な水分を排出して体内の熱(ねつ)を冷ます働きがあるほか、むくみの解消にも効果的です。初夏は気温も湿度も高くなってきますが、まだ体がその変化に慣れていないため、疲れやすく食欲もなくなりがち。旬のアスパラガスを食べて、元気を補いましょう。

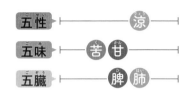

五性(ごせい)	涼(りょう)
五味(ごみ)	苦(く)甘(かん)
五臓(ごぞう)	脾(ひ)肺(はい)

● こんなときに ●
・疲れている　・むくみが気になる
・口が渇く　・ほてりやすい

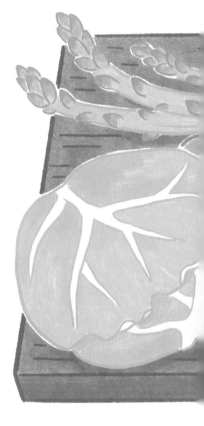

【 キャベツ 】

胃もたれを解消します

キャベツは胃酸の出すぎを抑え、胃粘膜の新陳代謝を促し、胃かいようや胃炎などの回復を助けることで知られています。中医学では、胃をしっかりと動かして胃痛を軽減するなど、胃に関する働きをよくするのはもちろん、すべての内臓をすこやかにし、体全体の気を高める食材だと考えます。虚弱体質の方、疲れやすい方にもおすすめです。

● こんなときに ●
・胃の調子が悪い　・食欲がない
・疲れがたまっている　・体が重く、だるい

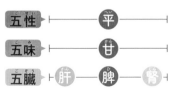

五性(ごせい)	平(へい)
五味(ごみ)	甘(かん)
五臓(ごぞう)	肝(かん)脾(ひ)腎(じん)

【 ゴーヤー 】 熱を冷まし、夏バテを解消します

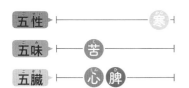

五性	寒
五味	苦
五臓	心 脾

ゴーヤーは五性では寒の性質。体内にこもった熱を冷まし、夏バテ解消や目の充血、吹き出もの、口内炎の解消、イライラをしずめるなどの作用があります。特徴である苦みには解毒作用も。ゴーヤー、豚スペアリブ、しょうが、塩をひたひたの水に入れてじっくり煮ると夏バテ解消のスープになります。食べすぎは食欲不振や下痢のもとなので注意しましょう。

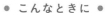

● こんなときに ●
・ほてりやすい ・夏バテの改善をしたい
・目が充血している ・肌のトラブルがある

【 しそ 】

元気も胃腸も回復します

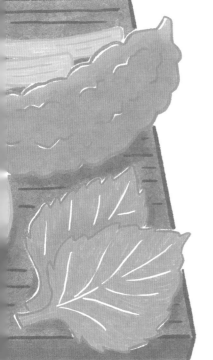

さわやかな香りのしそには、気の巡りをよくして、イライラを発散させる働きがあります。胃腸を整えて食欲を回復させる、解毒や体を温める働きも持っています。吐き気や胃の不快感がある湿ったカゼにも効果的で、おすすめは「しそ湯」。しその葉5枚、刻んだ陳皮3g、しょうが3gをお茶パックに入れ、小鍋に水300mLとともに入れて半量になるまで煮出します。

● こんなときに ●
・胃腸の調子が悪い ・やる気が出ない
・冷えがある ・下痢ぎみ

五性	温
五味	辛
五臓	脾 肺

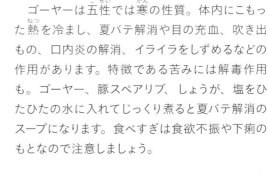
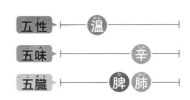

197

【 しょうが 】 体を温めてカゼを予防します

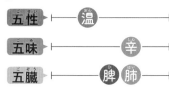

五性（ごせい）	温（おん）
五味（ごみ）	辛（しん）
五臓（ごぞう）	脾（ひ）肺（はい）

おなかを温めて冷えをとる力があるしょうが。中医学的にも「散寒（さんかん）」といって、まとわりつく寒さを散らすという意味があり、ゾクゾクとした寒けがするときは「しょうが湯」がおすすめです。小鍋にすりおろしたしょうが5g、黒砂糖と片栗粉を各小さじ1、水適量を入れて沸騰させればできあがり。ただし、のどの痛み、赤いニキビのある人は控えめに。

● こんなときに ●
・寒けがする
・冷えによる下痢
・食欲がない ・吐き気がする

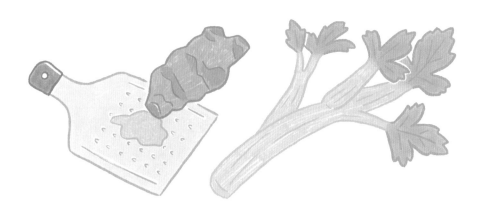

【 セロリ 】 体をほどよく冷やします

五性（ごせい）	涼（りょう）
五味（ごみ）	苦（く）甘（かん）
五臓（ごぞう）	肝（かん）——肺（はい）腎（じん）

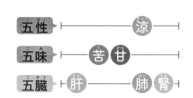

セロリには肝の働きをよくして体内にこもった熱（ねつ）を冷まし、炎症をしずめる力があります。夏は冷たい食べものも少しは必要ですが、食べすぎないようにしたいもの。その点、セロリは必要以上に体を冷やさないので、猛暑の夏バテ防止におすすめです。特有の香りは気（き）の巡りをよくし、神経をしずめてイライラを抑え、頭痛、高血圧を改善します。香りの強い葉も捨てずに使いましょう。

● こんなときに ●
・のぼせやすい
・夏バテの改善がしたい
・排尿時に痛む

【 玉ねぎ 】 咳をしずめ、消化器を整えます

五性 ──── 温 ────

五味 ──── 甘 辛 ────

五臓 ──── 脾 肺 ────

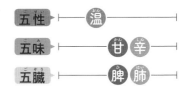

玉ねぎは体を温める作用、気や血を巡らせて胃腸の働きを高める作用があります。また、適度な辛みには肺を元気にして呼吸器を整える力や、疲労を回復する力があります。咳をしずめる、痰をきる、血流をよくする、消化を促す、胃もたれを解消するなどの働きも。

加熱して甘くなった玉ねぎは辛みとは異なる効果があり、滋養強壮に有効です。

● こんなときに ●
・咳が出る ・痰が出る
・肌や髪がパサつく
・イライラする

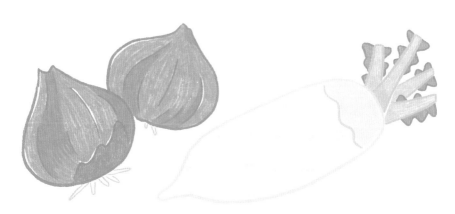

【 大根 】 のどの不調を改善します

五性 ──────── 涼 ───

五味 ──── 甘 辛 ────

五臓 ──── 脾 肺 ────

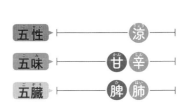

春の七草のひとつで、日本でも古くから食べられてきた大根。五性では涼に分類され、体内の余分な熱を冷ます力、肺をうるおして呼吸を深く吸いやすくする力があります。

角切りにした大根をはちみつにつけた「はちみつ大根」は、痰をきり、咳を抑える中医学的にも理にかなった民間療法。胃腸の調子を高める働きもあり、胃もたれや消化不良を改善します。

● こんなときに ●
・咳が出る ・痰が出る
・吐き気がする
・胃腸の調子が悪い

【 とうもろこし 】 むくみを解消して元気を出します

とうもろこしのような黄色い食べものは、消化器系をさす脾を元気にして食欲を回復させる作用があります。余分な水分を排出して、むくみやだるさを解消する働きもあるので、夏に体がだるい、胃が重いときはとうもろこしがおすすめ。

ひげは生薬で、新鮮なひげを洗って乾燥させてから軽く炒り、煮出した「とうもろこし茶」はむくみを解消します。

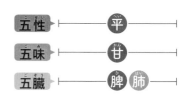

五性	平
五味	甘
五臓	脾 肺

● こんなときに ●
・胃腸の調子が悪い ・むくみがある
・体が重く、だるい ・食欲がない

【 トマト 】

食欲を増し、夏バテを解消します

脾に働きかけるトマトには、熱を冷ます力や胃の働きを正常にして食欲を増進させる力があり、夏バテを起こしやすい高温多湿の日本の夏に適した食材です。

生のまま食べると体内の熱を冷まし、のどの渇きを癒やしてうるおいを補います。炒めたりスープにしたりなど加熱調理をして食べれば、体を冷やしすぎることはありません。

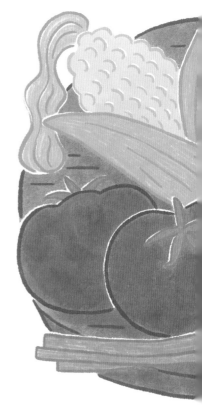

● こんなときに ●
・のぼせやすい ・食欲がない
・イライラする ・疲れている

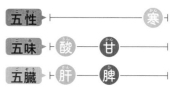

五性	寒
五味	酸 甘
五臓	肝 脾

【 菜の花 】 流れをよくして肌のトラブルや便秘を解消

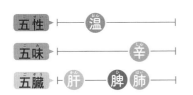

五性 ─── 温 ──────
五味 ──────── 辛 ──
五臓 ┤ 肝 ── 脾 肺 ──

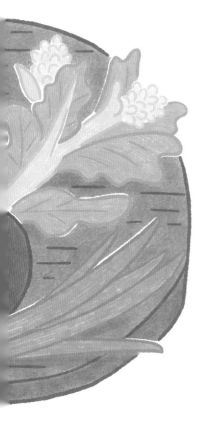

冬から春においしい菜の花には、解毒して炎症をしずめる、血流をよくして血の状態を改善する、便通をよくするなどの働きがあります。

とくに春先に起こりやすい肌荒れや、おできなどの腫れものの改善におすすめ。血行や便通をよくするので、くすみやしみも予防します。さらに不要なものを排出して、肩こり、頭痛、月経痛などの痛みも軽減します。

● こんなときに ●
・肌のトラブルがある　・イライラする
・ストレスがたまっている

【 にら 】

体を温め、月経痛を軽くします

にらは五味の辛と甘に分類され、冷えを散らす作用があり、五性では温に属すため血流をよくして体を温めます。いずれにしても冷えを改善するので、冷えがある人に向いている食材です。中医学では、血は冷えると流れにくくなり、温めると流れやすくなると考えるので、体が冷えると悪化し、温めると軽減する月経痛をやわらげるのにも効果的です。

● こんなときに ●
・冷えがある　・月経痛がつらい
・疲れている　・食欲がない

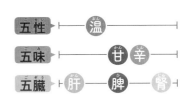

五性 ─── 温 ──
五味 ──── 甘 辛 ──
五臓 ┤ 肝 ── 脾 ── 腎

【 みょうが 】 乾燥による咳を しずめます

　五性（ごせい）では温（おん）に分類されるみょうがは、冷えを
とって血流をよくする働きがあります。空気がひ
んやりして乾燥する秋は、肺（はい）にはつらい季節。
肺（はい）は湿った温かい環境を好むので、みょうがで
肺（はい）を温め、咳をしずめましょう。

　サラダや冷やっこなど冷たいメニューのときは、
薬味としてみょうがも添えると、ほどよく体を温め
ます。ただし、のどが痛いときは控えて。

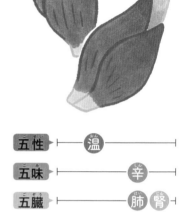

● こんなときに ●
・咳が出る　・痰（たん）が出る
・おなかが張る　・冷えがある

五性（ごせい）	温
五味（ごみ）	辛
五臓（ごぞう）	肺　腎

【 ゆり根（ね） 】 乾いた咳を しずめます

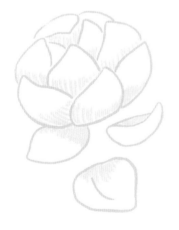

　白い食べものは呼吸器系の肺（はい）をうるおすとさ
れ、なかでもゆり根はその代表的な食材です。
カゼが長引いたときに出る空咳（からせき）をしずめ、気持ち
を落ち着ける作用もあります。ドキドキと動悸が
して眠れない人にもよいでしょう。

　1枚ずつはがしてアルミホイルに並べ、バター
をのせてオーブントースターで焼けば、ホクホク
のゆり根が簡単に味わえます。

● こんなときに ●
・乾いた咳が出る　・動悸がする
・眠れない　・情緒不安定

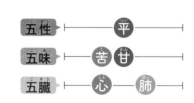

五性（ごせい）	平（へい）
五味（ごみ）	苦　甘（かん）
五臓（ごぞう）	心　肺

【 れんこん 】 カゼの諸症状を改善します

　中医学では秋は肺が活発に動く季節。しかし肺が弱ると咳が出る、疲れがとれない、肌が乾燥する、便秘になるなどの不調があらわれます。れんこんのような肺によい食材を食べて養分をとり、うるおいを補いましょう。体の余分な熱を冷まし、のどの痛みや空咳、痰などカゼの症状を改善したり、粘膜を保護したりします。

　加熱調理をすると、胃の働きをよくして消化を促すほか、食欲増進、慢性の下痢の改善、美肌効果も期待できます。煮ものや炒めもの、酢のものなど幅広く使える食材です。

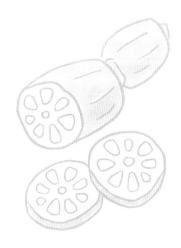

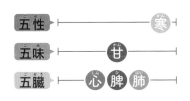

五性 ├────────●寒──┤
五味 ├─────甘─────┤
五臓 ├──心脾肺──────┤

● こんなときに ●
・咳が出る　・のどが痛い　・肌が乾燥する
・食欲不振

赤いカゼには、れんこん湯

　のどの痛みや熱っぽさがあるカゼを、赤いカゼといいます。れんこんはこの赤いカゼの症状をしずめて、うるおいを補う作用があります。とくに「れんこん湯」がおすすめ。きんかんがなければ、みかんの皮で代用できます。

しぼり汁は効果がいろいろ

　れんこんをすりおろしたしぼり汁は、のどの痛みに効く民間療法として知られています。止血作用もあり、鼻血や女性の不正出血にも効果が期待できます。コップ1杯を目安に飲むとよいでしょう。

＼ かんたんレシピ／
れんこん湯

① れんこんは1cm厚さ分を、すりおろしてカップに入れます。

② きんかんの薄切り2枚と、氷砂糖1個を入れて湯適量を加え、よくかき混ぜてできあがり。

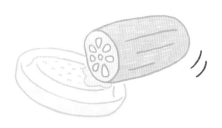

【 さつまいも 】 自然な甘さが元気の源

　中医学では黄色い食べものに分類するさつまいも。消化器系を担う脾の不調を整えて食欲不振や疲労を回復する働きがあります。脾は飲食物からエネルギーやうるおい、血をつくり出すので、さつまいもを食べて元気を出しましょう。体内の余分な水分を排出し、便秘を解消する力も。

　焼きいもや干しいもなど、素材の甘みを味わう食べかたがおすすめです。

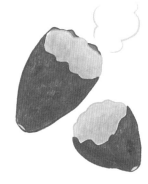

● こんなときに ●
・疲れている　・食欲不振
・便秘ぎみ　・むくみが気になる

五性	平		
五味	甘		
五臓	脾	腎	

【 山いも 】 胃腸を整え、疲れをとります

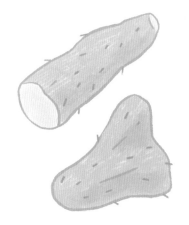

　山いもは、山薬と呼ばれ漢方薬の原料にも使われる食材。中医学では消化器系を担う脾に働きかけて消化吸収をよくしたり、疲労を回復させたりします。腎の機能を高める作用もあり、抵抗力アップや虚弱体質の改善にもおすすめです。夏バテで下痢ぎみのときにも効果があります。

　加熱したほうがよく、すりおろしてお好み焼きに入れるなどするとよいでしょう。

● こんなときに ●
・元気がない　・胃腸の調子が悪い
・下痢ぎみ　・寝汗をかく、汗が止まらない

五性	平		
五味	甘		
五臓	脾	肺	腎

【 黒きくらげ 】 血(けつ)の状態をよくします

黒きくらげには、気(き)・血(けつ)を補う力があります。元気を補って疲労を回復し、抵抗力を上げる、血(けつ)を養って体のすみずみまで栄養を運ぶ力をつけてくれるのです。また、のどや呼吸器、皮膚をうるおして、出血を軽減する力もあります。産後の虚弱、出血、肥満、疲労などにおすすめです。

同じきくらげでも白きくらげは働きが違います。肺(はい)やのど、皮膚などのうるおいを補い、また胃腸を整える作用があります。うるおいをもたらしてくれるので、アンチエイジングにもおすすめです。

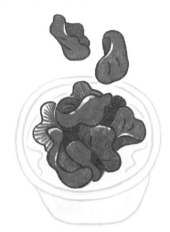

五性(ごせい)	平(へい)
五味(ごみ)	甘(かん)
五臓(ごぞう)	肝(かん) 脾(ひ) 肺(はい)

● こんなときに ●

・貧血ぎみ　・更年期の悩み
・疲れている　・不眠ぎみ　・痔がある

戻して冷凍がおすすめ

乾燥きくらげは戻したものを冷凍しておくと、すぐに使えて便利です。水につけて6時間ほどかけてゆっくりと戻したら食べやすい大きさに切り、冷凍保存用の袋に平らに入れて、冷凍室で保存。使うときは、冷凍のまま鍋やフライパンに入れて加熱調理します。

白きくらげはスープやデザートに

鍋に水、白きくらげ、ねぎ、里いもを入れ、鶏がらスープの素で15分ほど煮込んだスープや、同じく水、白きくらげ、氷砂糖、なつめを入れて2時間ほど弱火で煮込んだ薬膳(やくぜん)デザートなどがおすすめです。

＼ 食べかたアイデア ／

中華風炒め煮

ごま油を熱し、細切りのきくらげとにんにくを炒め、塩、しょうゆ、みりんを加えて汁けがなくなるまで加熱し、ラー油とごまをかけます。そのまま副菜に、おにぎりの具や冷やっこなどの薬味にも。

炒めものに

野菜炒めはもちろん、八宝菜や、卵とトマトと炒めるなど、どんな炒めものにもよく合います。コリコリした歯ごたえがおいしいアクセントに。

サラダやスープに

細切りにしておけば、サラダやスープ、みそ汁などに気軽に加えられます。ラーメンや冷やし中華、チャーハンなどに加えても。

【　しめじ　】熱を冷まして便秘を解消します

五性では涼に分類されるしめじには、こもった熱を冷ます作用や、血を補う力があります。コロコロ便タイプの便秘は、汗をたくさんかく、うるおいのある食材が不足している、女性では月経で失われる血の補給が間に合わないことから起こりがち。そのような便秘には、こもった熱を冷まして血を補う食材、しめじが効果的です。美肌作用も期待できます。

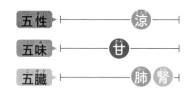

五性 ├──────── 涼 ────────┤

五味 ├──── 甘 ────┤

五臓 ├──────── 肺 腎 ┤

● こんなときに ●
・便秘ぎみ　・肌のトラブルがある
・貧血ぎみ

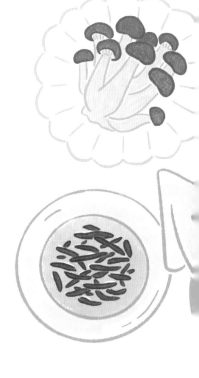

【　ひじき　】

血を補い貧血を予防します

腎は成長と発育、生殖をつかさどり、生命力をためるところ。黒い食べものはそんな腎を養う作用があるので、いつまでも若々しくいるためには、黒い食べものがおすすめ。なかでも鹹（塩辛い味）のひじきは血を補い、こもった熱を冷ます力を持っています。白髪、髪がパサつく、貧血がある、冬場でもほてりやのぼせがある人は積極的にとるとよいでしょう。

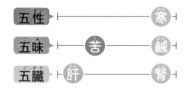

● こんなときに ●
・貧血ぎみ　・ほてりやすい
・肌や髪が乾燥する

五性 ├──────────── 寒 ┤

五味 ├─ 苦 ───────── 鹹 ┤

五臓 ├ 肝 ──────────── 腎 ┤

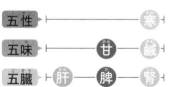

【 あさり 】

血(けつ)に問題がある人におすすめ

五性				涼
五味		甘(かん)		鹹(かん)
五臓(ごぞう)	肝(かん)	脾(ひ)		腎(じん)

ほとんどの魚介類が持っている五味(ごみ)の鹹(かん)（塩辛い味）には、腎(じん)を養う働きがあります。あさりも鹹(かん)の性質を持つ食材で、血(けつ)を補って全身をうるおし、熱(ねつ)を冷まして、ほてりや炎症をやわらげる働きがあります。

また、痰(たん)をきったり尿を出やすくしたりし、高血圧、貧血、血液ドロドロの人におすすめの食材です。冷ます力が強いので冷え性の人は控えめに。

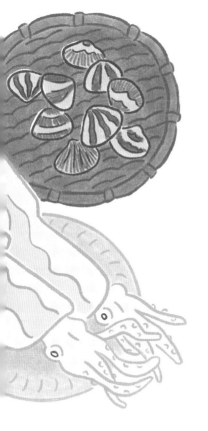

> ● こんなときに ●
> ・痰(たん)が出る　・尿が出にくい
> ・のぼせやすい　・老化防止

【 いか 】

疲れをとって元気を出します

いかは腎(じん)や肝(かん)の働きを助ける食材です。血(けつ)を補う働きがあることから、月経不順や不正出血など婦人科系の不調を改善する作用があります。腎(じん)の元気がなくなるとむくんだり、のどが渇いて寝汗をかいたり、疲労がたまったりします。そうならないためにも、いかを食べて疲労を回復し、体をリラックスさせましょう。目の神経を休ませる働きもあります。

> ● こんなときに ●
> ・月経不順　・足腰に力が入らない
> ・体力が落ちてきた　・目がかすむ、疲れる

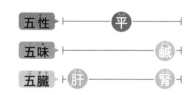

五性		平(へい)	
五味			鹹(かん)
五臓	肝(かん)		腎(じん)

【 えび 】 冷えからくる足腰の痛みをやわらげます

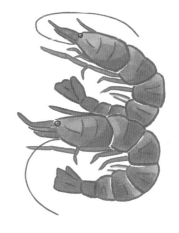

五性では温に分類されるえびには、体、とくに足腰の冷えをとる力があります。五臓では生命力の貯蔵庫である腎を養う力がある食材です。寒い季節に足腰が痛み、入浴するとやわらぐというのは冷えからくる症状ですから、冷えを改善する作用のあるえびを食べるとよいでしょう。若々しさを保つアンチエイジングにも、効果的な食材です。

● こんなときに ●
・足腰に痛みがある　・冷えがある
・体力が落ちてきた　・老化防止

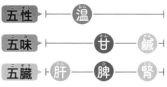

五性	温
五味	甘　鹹
五臓	肝　脾　腎

【 かき 】 情緒を安定させストレスを軽減します

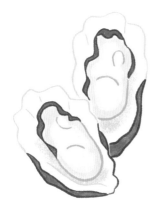

かきは血を補い、情緒を安定させる力があります。かきの旬は一般的には冬ですが、産卵期前の3月から5月がいちばんおいしいともいわれています。ですから、環境が変わってストレスがたまりがちな春は、かきを食べて心身の疲労を回復しましょう。眠りを誘い、体力をつける効果も。肝機能を高めて解毒を促すことから、美肌作用も期待できます。

● こんなときに ●
・眠れない　・ストレスがたまっている
・気分が沈んでいる　・乾燥が気になる

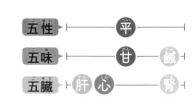

五性	平
五味	甘　鹹
五臓	肝　心　腎

【 いわし 】 血を補い動悸をしずめます

いわしには、血を補って血流をよくする働き、消化吸収を促す働き、気力を回復し精神を安定させるなどの働きがあります。激しい運動をしないのに心臓がドキドキする動悸の原因はいくつかありますが、いわしは体内のうるおいを補う、体の衰弱を回復させる、体内の余分な水分を排出する、血液をサラサラにする作用があり、動悸をしずめる効果があります。

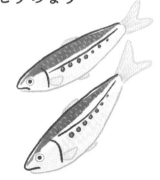

● こんなときに ●
・元気が出ない　・気持ちが落ち着かない
・眠れない　・肌のトラブルがある

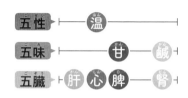

五性 ├─── 温 ───┤
五味 ├─── 甘 ── 鹹 ─┤
五臓 ├ 肝 心 脾 ── 腎 ┤

【 鶏肉 (とりにく) 】 元気を出し、アンチエイジングにも

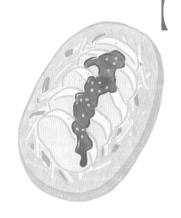

中医学では鶏肉は精を補う力があると考えられています。精とは、体をつくり、生命活動を維持する基本物質。精が充実していると生命力が強く、病気になりにくいとされています。鶏肉は精にパワーを与えてくれるため、アンチエイジングや体力の回復も期待できます。気を補い、胃腸を整え、おなかを温めるので、慢性の下痢の改善にも。

● こんなときに ●
・体力が落ちている　・食欲不振
・げっぷやしゃっくりが出やすい　・吐き気がする

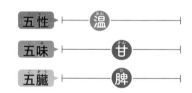

五性 ├─── 温 ───┤
五味 ├─── 甘 ───┤
五臓 ├─── 脾 ───┤

【豚肉】エネルギーを蓄えて元気な体に

　豚肉には体のうるおいと、エネルギーである気を補う作用があり、腎の機能を元気にする作用もあります。腎は生命力のもととなる精を蓄える場所。腎が弱ると体が冷えて気力が衰え、骨や足腰が弱り、思考力や記憶力も低下するなど、全身が老化したかのように弱ってしまいます。腎を養う豚肉で元気をとり戻しましょう。

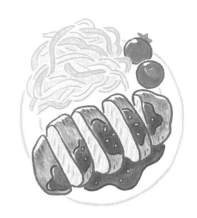

● こんなときに ●
・体力が落ちている　・足腰に力が入らない
・もの忘れをしやすくなった　・便秘ぎみ

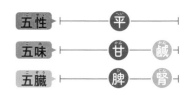

五性	平
五味	甘 — 鹹
五臓	脾 — 腎

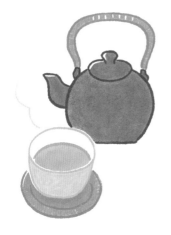

【緑茶】イライラや頭痛を解消します

　解毒や熱冷ましなど、お茶はさまざまな効果があることから、昔から万能薬として大切に扱われてきました。イライラをしずめる力もあり、イライラによる頭痛や暑いときの頭痛を解消する作用もあります。眠気やだるさの軽減にもおすすめ。
　お茶を飲むときは、ペットボトルの緑茶ではなく急須でいれた、あたたかい緑茶を飲むのがベストです。

● こんなときに ●
・頭が痛い　・イライラする
・のぼせやすい　・ほてりやすい

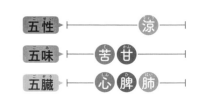

五性	涼
五味	苦 甘
五臓	心 脾 肺

第 **6** 章

漢方相談室

中医学の不思議や、漢方薬の服用のしかたなど、
漢方の素朴な疑問を先生に聞きました。

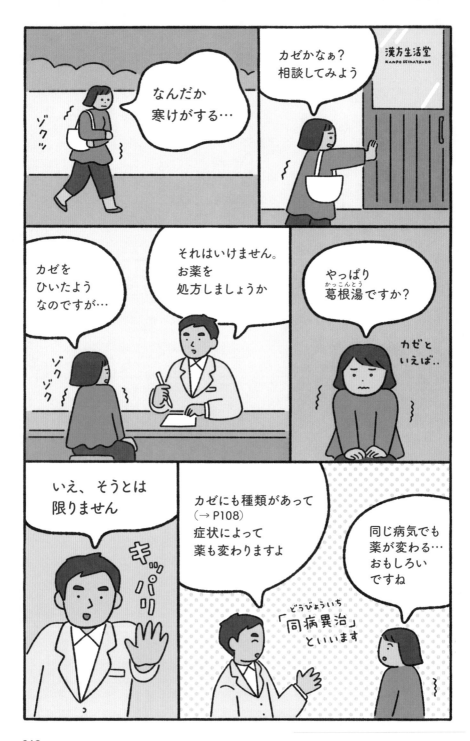

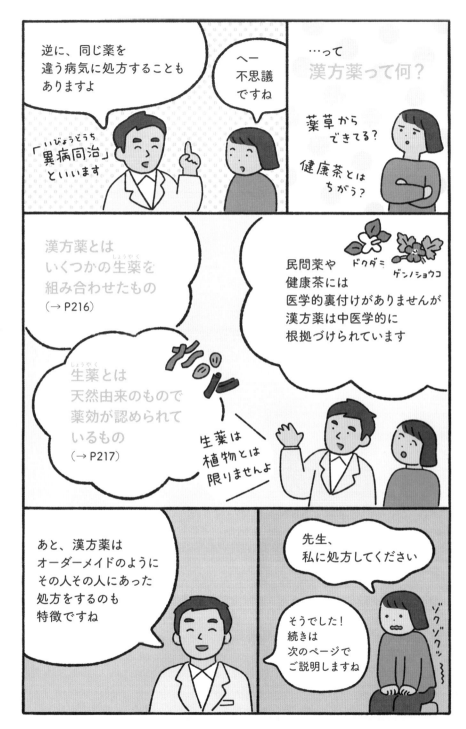

…って
漢方薬って何？

薬草から
できてる？

健康茶とは
ちがう？

逆に、同じ薬を
違う病気に処方することも
ありますよ

「異病同治（いびょうどうち）」
といいます

へー
不思議
ですね

漢方薬とは
いくつかの生薬（しょうやく）を
組み合わせたもの
（→ P216）

民間薬や
健康茶には
医学的裏付けがありませんが
漢方薬は中医学的に
根拠づけられています

ドクダミ

ゲンノショウコ

生薬（しょうやく）とは
天然由来のもので
薬効が認められて
いるもの
（→ P217）

ドッカーン

生薬は
植物とは
限りませんよ

あと、漢方薬は
オーダーメイドのように
その人その人にあった
処方をするのも
特徴ですね

先生、
私に処方してください

そうでした！
続きは
次のページで
ご説明しますね

ゾクゾクッ

213

先生、教えて！

漢方についての素朴な疑問

漢方を実際に試してみたいときの疑問を中心に、気になることをうかがいました。

中医学では、どんな診断、
対処法をするのですか？

中医学では、「証」に基づいて
不調や病気の改善をはかります。

「証」(→P43)とは、患者さんのようすを中医学的な方法でとらえたもので、四診(→P50)で情報を集めて導き出します。その結果を、たとえば「気鬱証」「腎虚証」など、「気・血・水」(→P26)や「五臓」(→P30)の状態などで表したりしますが、証はひとつだけとは限りません。

また、証は、薬の効き目や季節、病気の影響などで、常に変化していきます。ですから、そのつど診断をし、証を立て直し、対応もそのときに最適なものに変更します。

対処方法はおもに、漢方薬や鍼灸、そして生活習慣などを整える養生です。漢方薬は証の変化に伴って、処方が変わることもあります。

中医学と西洋医学の違い

中医学	西洋医学
●「証（状態・症状）」に基づいて対処します。	●「病名」に基づいて治療します。
●全身を観察して、体のどこで何が起きているのかを明らかにします。	●画像診断、血液検査、尿検査など、データを主眼に診断します。
●全体のバランスをとり、心身の治癒力を増大させ、改善をはかります。	●細菌やウイルスを殺すこと、患部の状態を回復させることを重視します。

漢方薬を試したいときには、どこで相談すればいいのですか？

専門家がいる漢方薬局・薬店にご相談ください。

漢方薬は、同じ症状でも人によって処方が変わるものです。症状や体質にあわせて、専門家に処方してもらうことが大切です。専門家がカウンセリングをしている漢方薬局・薬店で相談してください。また、中医学をとり入れている病院もあります。大学病院などでも、漢方外来や漢方内科などを設けているところもありますよ。

相談に行くときに気をつけることはありますか？

お化粧やネイルは控えめにしましょう。

顔色や爪の色がわかるよう、お化粧やネイルは控えていただくのがベストです。舌のようすがわかりやすいように、行く前には舌に色がつくような食べもの、飲みものは控えましょう。舌苔（→P63）をこすり落とすようなこともしないでください。また、気になる症状などを伝え忘れることのないように、書き出しておくのもおすすめです。

漢方薬局・薬店では、どんなことを聞かれますか？

症状と、生活習慣などを細かくうかがいます。

お悩みを具体的にくわしくお聞きします。さらに、生活スタイルや習慣について、細かくうかがい、不調の原因やそれを助長している行動などを見つけていきます。たとえば、食事は何時ごろ何を食べることが多いのか、間食やよく飲む飲みものは何か、お風呂の入りかたや睡眠時間などなど、「証」を立てるために多くのことを、微に入り細に入りお聞きすることも少なくありません。そうしてようやく、ぴったりの処方や養生法が導き出せるのです。

漢方薬ってどんなものですか？

いくつかの生薬を組み合わせたものです。

　漢方薬は、数種類の生薬（→P217）を、決められた分量で組み合わせて作られます。

　たとえば、みなさんご存じの葛根湯は、葛根、麻黄、桂皮、芍薬、大棗、生姜、甘草の7つの生薬から作られます。それぞれの生薬が持つ作用の相乗効果で、さまざまな症状を改善するのです。なかには20種類以上もの生薬

を調合するものもあります。数千年もの歳月をかけ、さまざまな処方が生み出されてきました。

　日本で承認されている漢方薬は、現在、294処方（一般用漢方製剤）あり、148処方が保険適用もある医療用漢方製剤です。剤型（形態）は、煎じ薬、丸薬、散剤、軟膏、エキス剤などがあります。

【 漢方薬の種類（形態） 】

煎じ薬
昔ながらの伝統的な服用方法。きざんだ生薬を水から煮出すことを煎じるといい、煎じた抽出液を服用します。手間がかかり、味が独特で飲みにくいこともありますが、効き目はエキス剤よりすぐれています。

エキス剤
病院や普通の薬局などで、主流に扱われているものです。生薬の成分を抽出し、水分を飛ばして粉末にしたもので、顆粒、錠剤、カプセルなどに加工されます。飲みやすく、持ち運びに便利です。

散剤
生薬を粉砕して粉状にしたもので、白湯や水で服用します。溶けやすいため、即効性があります。

丸薬
散剤に、水やはちみつなどを加えて丸くしたもので、白湯や水で服用します。ゆっくり溶けるので、効果が持続しやすいです。

軟膏
散剤などを蜜ろうなどでまとめ、塗れるようにした外用薬です。皮膚炎などの患部に塗って使います。

生薬とは何ですか？

植物や動物、鉱物などの天然成分で
薬効の認められたものです。

　漢方薬の材料となる生薬とは、植物、動物、鉱物に、切る、蒸す、乾燥させるなど、簡単な加工を加えたもので、薬効が認められているものです。
生薬の多くは『日本薬局方』に薬として掲載されています。

【 　生薬の種類　 】

動物由来

哺乳類や爬虫類、昆虫、貝類などの、おもに骨や角、殻などを使用します。
たとえば ● 牡蛎…牡蠣の殻
　　　　　● 鹿茸…鹿の角
　　　　　● センソ…カエルの分泌物

植物由来

生薬の多くはこれです。葉、茎、根、樹皮、花、果実、種などが使われます。
たとえば ● 葛根…葛の根を乾燥させたもの
　　　　　● 陳皮…みかんの皮を乾燥させたもの
　　　　　● 薏苡仁…はと麦の種子を
　　　　　　　　　　乾燥させたもの
　　　　　● 御種人参…高麗にんじんの根を
　　　　　　　　　　　乾燥させたもの

鉱物由来

鉱物や化石などをくだいて使います。
たとえば ● 石膏…天然の硫酸カルシウム
　　　　　● 竜骨…大型哺乳類の骨の化石

漢方薬に副作用はありますか？

副作用が起こることもあります。

　漢方薬は効き目がやさしく、副作用はないと思われがちなのですが、じつはゼロではありません。作用が強いものを服用したときに、血圧が上がったり、発汗、動悸がみられたり、胃もたれや吐き気、腹痛や下痢などがみられたりすることもあるのです。もしそんな作用がみられたときには、処方を受けた医師、購入した薬局・薬店に相談してください。

217

アレルギー体質なのですが、漢方薬で
アレルゲンになるものはありますか？

原料の生薬は天然の素材なので、
アレルゲンになるものもあります。

厚生労働省が「食品衛生法により表示義務あるいは推奨すべきアレルギー物質」27品目を定めていますが、それに含まれるであろう代表的な生薬に、薏苡仁（はと麦）、ごま、桃仁（桃）、山薬（山いも）、阿膠（ゼラチン）があげられます。しかし、漢方薬にはアレルゲンの表示義務はないので、食品アレルギーのある方は、相談の際に必ず申し出るようにしてください。売薬を購入するときにも、成分をチェックするとよいでしょう。

また、たとえば甘草などは、アレルギー体質の方が服用するとまれに湿疹や下痢を起こすことがあります。漢方薬を飲んで、いつもと違う症状を感じたら、処方先に相談しましょう。

漢方薬はどんな病気に効果がありますか？

原因のわからない不調や病気、
体質的な病気にとくによく働きます。

ほとんどの病気や疾患に効果があります。なかでも得意分野は、原因が特定できない慢性的な症状や、体質的な病気です。漢方薬は、自然治癒力や抵抗力を高める働きがあるからです。

【 漢方薬がきく主な症状・病気 】

生活習慣病
・高血圧
・糖尿病
・肥満
・痛風

アレルギー性の疾患
・アトピー性皮膚炎
・ぜんそく　・花粉症

胃腸の不調
・便秘　・下痢

女性に多い症状
・冷え性
・月経痛
・PMS
・更年期障害

心身の不調
・肩こり　・不眠
・腰痛　・めまい
・頭痛　・ストレス

その他
・不妊／子宝相談

漢方薬の飲みかたを教えてください

空腹時に温かくして服用します。

漢方薬の服用のタイミングは、食間が基本です。おなかの中で食べものと一緒にならないよう、空腹時に飲むと、成分が吸収されやすいからです。食間とは、決して食事中ではありませんので気をつけてくださいね。ただし、胃腸状態を鑑みて食後に服用するケースもあるので、相談時に確認しましょう。

漢方薬の基本は煎じ薬です。そのため、散剤やエキス剤も、煎じ薬に近い形で飲むのが

よいとされています。冷たいものを飲むと体を冷やしてしまうこともあり、白湯で飲むのがおすすめです。ジュースや牛乳などで飲むのは、できるだけさけましょう。

そして、忘れずに指定の量を服用することも大切です。しかし、飲み忘れたからといって、2回分を一度に飲むのはよくありません。飲み忘れたときにどうするかは、処方されたときに確認しておくとよいでしょう。

食間とは

食事の30分前
または
食事の2～3時間後

煎じ薬の飲み方

❶1日分の漢方薬と水をやかんに入れます。

❷強火にかけ、沸騰したら弱火にして、半量になるまで40分ほど煮詰めます。

❸茶こしでこし、2～3回（指定の回数）に分け、飲まない分は冷蔵庫で保存します。
飲むときは、電子レンジや小鍋などで温めましょう。

漢方薬はどのくらいで効果が出ますか？

即効性のあるものもあります。

カゼや腹痛など急性の病気の場合は、漢方薬を飲んでから1時間もせずに効果がみられることもあります。

慢性的な不調や病気の場合は、3か月は飲み続けていただきたいケースが多く、それで

も変化がみられないときには処方を変えたり、様子をみながら飲み続けていただくこともあります。長い間で崩れたバランスの乱れを整えていくには、半年や1年以上かかる場合もあります。

INDEX

監修　**櫻井大典**（さくらい だいすけ）

漢方家・国際中医相談員　漢方薬局の三代目として生まれ、カリフォルニア州立大学で心理学や代替医療を学び帰国。イスクラ中医研修塾で中医学を学んだ後、中国・首都医科大学附属北京中医医院や、雲南省中医医院での研修を終了し、国際中医専門員Ａ級資格を取得。日本中医薬研究会に所属。年間5000件以上の相談をこなし、より健やかに生きるための中医学の知恵をわかりやすく伝えている。Twitterで発信されるやさしいメッセージと実践しやすい養生法も人気で、フォロワー数は18万人超。
公式Twitter：@Pandakanpo　成城漢方たまり：https://reserva.be/tamari

Staff　本文デザイン ……… 熊田愛子（monostore）
　　　　イラスト ………… たかまつかなえ
　　　　執筆協力 ………… 高島直子、伊藤睦、植松まり
　　　　ＤＴＰ ………… 有限会社ＺＥＳＴ
　　　　校正 ………… 大道寺ちはる
　　　　編集協力 ………… 株式会社スリーシーズン（奈田和子、松下郁美）、高島直子
　　　　編集担当 ………… 田丸智子（ナツメ出版企画株式会社）

本書に関するお問い合わせは、書名・発行日・該当ページを明記の上、
下記のいずれかの方法にてお送りください。電話でのお問い合わせはお受けしておりません。
・ナツメ社webサイトの問い合わせフォーム　https://www.natsume.co.jp/contact
・FAX（03-3291-1305）　・郵送（下記、ナツメ出版企画株式会社宛て）
なお、回答までに日にちをいただく場合があります。正誤のお問い合わせ以外の書籍内容に関する
解説・個別の相談は行っておりません。あらかじめご了承ください。

ナツメ社Webサイト
https://www.natsume.co.jp
書籍の最新情報（正誤情報を含む）は
ナツメ社Webサイトをご覧ください。

理由がわかればもっと整う！
漢方生活を楽しむ教科書

2021年12月 1 日　初版発行
2024年 8 月20日　第8刷発行

監修者　櫻井大典　　　　　　　　　　　　　　　　Sakurai Daisuke,2021
発行者　田村正隆

発行所　株式会社ナツメ社
　　　　東京都千代田区神田神保町1-52　ナツメ社ビル1階（〒101-0051）
　　　　電話　03（3291）1257（代表）　　FAX　03（3291）5761
　　　　振替　00130-1-58661
制　作　ナツメ出版企画株式会社
　　　　東京都千代田区神田神保町1-52　ナツメ社ビル3階（〒101-0051）
　　　　電話　03（3295）3921（代表）
印刷所　ラン印刷社

ISBN 978-4-8163-7106-6　　Printed in Japan